女性医療とメンタルケア

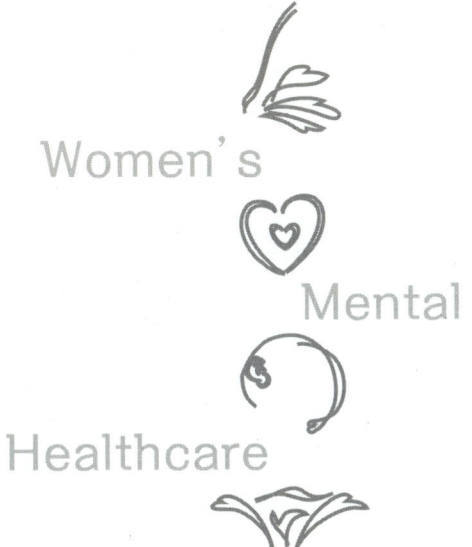

編
東京医科歯科大学大学院
生殖機能協関学分野教授
久保田俊郎

東京医科歯科大学大学院
心療・緩和医療学分野教授
松島英介

創造出版

はじめに

　現代はストレス社会といわれ，ストレスのコントロールがうまくできないことから生じる健康問題の1つとして，うつや心身症があげられる。とくに女性では，思春期，成熟期，更年期，老年期の全てのライフステージにわたり，その発症比率が高くなっている。また，精神疾患にまではいたらないまでも，恋愛，結婚，各種のライフイベント，日々の生活から来るストレスによって，情動的な不安を抱え身体症状化しやすい女性の数は増加している。さらに，婦人科悪性腫瘍の治療中の患者，周産期における妊産婦・褥婦，不妊症や更年期障害で悩む女性などに対するメンタルケアの必要性も増している。

　このような背景から，2008年に「東京Women'sメンタルケアフォーラム」と称する研究会がスタートした。その目的は，女性のメンタルケアに対する治療技術の向上を図り女性たちの健康を増進することであり，構成メンバーは，東京医科歯科大学関連の産婦人科医に加えて，精神神経科医，心療内科医，緩和ケア科の医師やコメディカルなどである。各回ごとに選んだテーマに即して現在活躍中のエキスパートに講演をお願いし，すでに7回のフォーラムが開催されているが，これまでの講演や今後予定されている講演の内容を中心に，各演者に執筆を依頼し，それらを松島英介教授と私が編集したのが本書である。

　第1章「女性のライフサイクルとメンタルケア」は，思春期から老年期にいたるまでの女性のライフサイクルに依拠した視点から，様々な精神身体症状やそこから生ずる疾患について考察したものである。その背景や症状の特徴，予防や治療法などについて，精神神経科，心療内科，産婦人科，歯科心身医療科の先生方に解説していただいた。

　第2章「女性とメンタル障害」では，女性の有病率が高いうつ病，不安障害や身体表現性障害，そしてメンタル障害の二大疾患と考えられる統合失調症と気分障害における様々な性差について，日常臨床で活躍されている精神神経科

の先生方に解説していただいた．さらに，女性に多い睡眠障害や，がん告知に関連する精神腫瘍についても，女性医学や緩和ケア領域のご専門の先生方にご執筆いただいた．

　第3章では「女性医師のメンタルケア」を取り上げた．出産，育児，介護などの大きなライフイベントとの折り合いをつけ，家庭と仕事のワークバランスをとりながら，キャリアを積み重ねねばならない女性医師にはどのようなメンタルケアが必要かを，医療者のメンタルヘルスについて造詣の深い女性の先生に解説していただいた．

　本章には女性医師に限らず，現代社会で働く女性の抱えるさまざまな問題が共通項として含まれており，女性の産業メンタルヘルスに資する内容となっている．

　本書が，メンタル面で悩む女性や，そうした女性たちと向き合う医療従事者のための必読の書となれば，望外の喜びである．

　最後に，分担執筆していただいた諸先生方に心より感謝を申し上げたい．

平成24年9月

久保田俊郎

編者・執筆者一覧

編者

久保田俊郎　（東京医科歯科大学大学院生殖機能協関学分野教授）
松島英介　　（東京医科歯科大学大学院心療・緩和医療学分野教授）

執筆者（執筆順）

加茂登志子　（東京女子医科大学女性生涯健康センター所長）
山岡昌之　　（九段坂病院副院長／心療内科）
山田和男　　（東京女子医科大学東医療センター精神科教授）
久保春海　　（日本不妊予防協会理事長）
宮岡佳子　　（跡見学園女子大学文学部臨床心理学科教授）
相良洋子　　（さがらレディスクリニック院長）
粟田主一　　（東京都健康長寿医療センター研究所研究部長）
豊福　明　　（東京医科歯科大学大学院歯科心身医学分野教授）
多田幸司　　（神保町メンタルクリニック院長）
松浦雅人　　（東京医科歯科大学大学院生命機能情報解析学分野教授）
松島英介　　（東京医科歯科大学大学院心療・緩和医療学分野教授）
寺内公一　　（東京医科歯科大学大学院女性健康医学講座准教授）
清水　研　　（国立がん研究センター中央病院精神腫瘍科科長）
鈴木利人　　（順天堂大学医学部附属順天堂越谷病院メンタルクリニック教授）
赤穂理絵　　（東京都立駒込病院神経科部長）

目次

はじめに ……i

編者・執筆者一覧 ……iii

第1章　女性のライフサイクルとメンタルケア

○ 女性のためのライフサイクル論　加茂登志子 ……2
1. ライフサイクル論は主人公を必要とする …… 2 ／ 2. 急激に変化するわが国の女性のライフサイクルモデル …… 3 ／ 3. 選択肢の多様化と防げない葛藤 …… 11 ／ 4. 女性の価値観や在り方をめぐるギャップ …… 13 ／ 5. 親密性や関係性が女性のアイデンティティの形成過程に与える影響 …… 14 ／ 6. 女性における発達の二重構造性―「私」と「女性」…… 16 ／ 7. 関係性の時代の落とし穴 ……17

○ 摂食障害　山岡昌之 …… 19
1. 摂食障害とは ……20 ／ 2. 摂食障害に伴う主な身体的合併症 …… 24 ／ 3. 摂食障害に伴う主な精神的合併症や併存症 …… 25 ／ 4. 摂食障害の病理 …… 26 ／ 5. 摂食障害の治療 …… 27

○ 月経前不快気分障害　山田和男 …… 34
1. 月経前の抑うつ …… 34 ／ 2. 月経前不快気分障害（PMDD）とは？ …… 36 ／ 3. PMDDの診断 ……38 ／ 4. PMDDの鑑別診断 …… 40 ／ 5. PMDDの治療 ……42

○ 不妊・高齢出産　久保春海 …… 47
1. 人類のライフスタイルと生殖機能の変遷 …… 47 ／ 2. 不妊症女性への心理学的アプローチ …… 49 ／ 3. 生殖補助医療（ART）に関わる心理的問題 ……52 ／ 4. 高齢出産のメンタルケア …… 54

目次

○ 妊娠中・産後の精神障害　宮岡佳子 …… 57

1. 産後の精神障害 …… 58 ／ 2. 妊娠期の精神障害 …… 66 ／ 3. 妊娠中・産後の精神疾患～予防と早期発見～ ……68

○ 更年期障害　相良洋子 …… 70

1. 更年期障害とは何か？ …… 70 ／ 2. 一般的な診断と治療 …… 73 ／ 3. 更年期女性のメンタルケア～抑うつ症状を中心に～ …… 79

○ 中高年期のうつ病と認知症　粟田主一 …… 85

1. 女性と中高年期 …… 85 ／ 2. 中高年のうつ病 …… 87 ／ 3. 中高年の妄想性障害 …… 91 ／ 4. 認知症について ……92

○ 舌痛症　豊福 明 ……98

1. 舌痛症とは …… 98 ／ 2. 臨床的特徴 …… 99 ／ 3. 診断について …… 101 ／ 4. 舌痛症の検査 …… 102 ／ 5. 舌痛症の疫学 ……102 ／ 6. うつ病の合併率 …… 103 ／ 7. 治療について …… 103 ／ 8. 病態生理について …… 107

第2章　女性とメンタル障害

○ うつ病　山岡昌之 …… 112

1. うつ病の症状について…… 114 ／ 2. うつ病の診断について …… 119 ／ 3. うつ状態を呈しやすい身体疾患と薬剤 …… 121 ／ 4. うつ病診断の簡易フローチャート …… 122 ／ 5. うつ病の治療 …… 122 ／ 6. 専門医に紹介したほうがよい場合…… 125 ／ 7. 新しいタイプのうつ病 …… 125 ／ 8. 女性とうつ病…… 127

○ 不安障害　多田幸司 …… 129

1. 不安障害の性差（疫学調査）…… 130 ／ 2. 性格傾向における性差（心理テストの結果）…… 131 ／ 3. 不安障害の性差を理解するための心理社会的および生物学的背景 …… 132 ／ 4. パニック障害 …… 136 ／ 5. 全般性不安障害 …… 141 ／ 6. 社会不安障害 …… 142

v women's mental healthcare

- **強迫性障害　松浦雅人 …… 147**
  1. 強迫性障害とは …… 147 ／ 2. 臨床的特徴 …… 149 ／ 3. 症例 …… 151 ／ 4. 関連病態 …… 153 ／ 5. 強迫スペクトラム障害 …… 155 ／ 6. 神経回路の障害 …… 157 ／ 7. 治療 …… 158 ／ 8. 溜め込み障害について …… 160

- **身体表現性障害（複合身体症状障害）　松島英介 …… 162**
  1. 身体表現性障害とは …… 163 ／ 2. 身体表現性障害の分類 …… 164 ／ 3. 治療 …… 167 ／ 4. 他の精神疾患との関係 …… 170

- **睡眠障害　寺内公一 …… 173**
  1. 今日の社会と睡眠障害 …… 173 ／ 2. 性・年齢と不眠 …… 174 ／ 3. 閉経前女性の不眠 …… 175 ／ 4. 閉経と不眠 …… 175 ／ 5. 不眠女性への対処 …… 178 ／ 6. 周閉経期不眠への対処 …… 180

- **精神腫瘍　清水　研 …… 187**
  1. がん告知後の通常の心理反応と抑うつ状態 …… 188 ／ 2. うつ病・適応障害の治療 …… 192 ／ 3. うつ病，適応障害を見逃さないために〜スクリーニング …… 195

- **メンタル障害に関連した性差　鈴木利人 …… 199**
  1. 精神障害の発症率・有病率の性差 …… 200 ／ 2. 性差の背景 …… 201 ／ 3. 統合失調症の性差 …… 204 ／ 4. 気分障害の性差 …… 208

第3章　女性医師のメンタルケア

- **女性医師のメンタルケア　赤穂理絵 …… 216**
  1. 女性医師特有のストレスとキャリアデザイン …… 216 ／ 2. 医師に共通する特性と関連する心理的負荷 …… 220 ／ 3. 医師の精神障害と，その治療をめぐる問題 …… 223 ／ 4. 医師のメンタルヘルス向上に向けて …… 227

索引　…… 230

第1章 女性のライフサイクルと メンタルケア

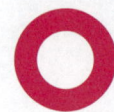 # 女性のためのライフサイクル論

 ## 1. ライフサイクル論は主人公を必要とする

　人生をいくつかの周期に分けて考え，道しるべを立てることは東洋においては古くから親しまれてきた生きるための知恵であった。論語における「子曰，吾十有五而志乎學，三十而立，四十而不惑，五十而知天命，六十而耳順，七十而從心所欲，不踰矩」の一文はあまりに有名であるし，わが国での厄の思想もまた同様である。一方，心理学・精神医学領域でのライフサイクル論は19世紀末，フロイトの古典的精神分析学における発達論に始まっているといわれる。フロイトの発達論は彼の神経症理論における重要な屋台骨の1つとして組まれたものであり，周知のように，フロイトは成人期のこころの葛藤を，幼児期の無意識的葛藤の再現ととらえた。そして，20世紀中盤にライフサイクル学に確固たる地位を与えたエリクソンのアイデンティティ論と発達漸成論[1]は，前述した宗教的な人生訓諭と無意識の世界の分析学の間隙に極めてバランスよく位置しているように見える。ここにあげたいずれの思想・理論をとっても，精緻で示唆に富んでいると言えるだろう。

　しかし，女性のライフサイクルの見晴らしは，これら先人の視座をもってしても必ずしも明瞭ではない。そればかりか，読み込めば読み込むほど，これらの論における女性の立ち位置が不明瞭になっていくといえば言いすぎだろうか。

　筆者には，ボーヴォワールの言葉がその違和感を最もよく説明しているように思われる。すなわち，医学や心理学の世界でも「男と女の関係は，電極や磁極の場合とは違って，男が陽性と中性と両方を兼ねて」おり，「女は陰性であり，あらゆる規定が制限として一方的に押し付けられている」[2]。ボーヴォワールはこの現象を，女性の「他者性」と呼んでいる。つまり，女は男を基準にして規定され，区別されるが，女は男の基準にはならないのである。

　翻って，ライフサイクルを論ずるにあたり，主人公の存在は不可

欠である。どこの，どの時代の，誰を語るか，という視点である。この「他者性」という言葉ほど，男性を暗黙の基礎に打ち立てられたライフサイクル論を用いて女性のそれを語ることの難しさを簡潔に言い表す言葉があるだろうか。既存のライフサイクル論においては，女性は常に「他者」であって主人公にはなり得ない。その論が精緻であればあるほど，女性にとっては自らの分極を強いるものでしかないのである。

しかし，精神医学領域にせよ，婦人科領域にせよ，こと臨床において女性のメンタルヘルス— Women's Mental Health に取り組むものにとっては，ライフサイクルに依拠した視点は欠くべからざるものであるように思う。たとえばある疾患を病む女性の年代における生物学的な変化，置かれている状況，取り組んでいる問題をトータルに把握，整理すること，あるいは神経症症状や心身症の背景を本人のおかれた立場に立って理解し，その理解を治療に反映させていくことなどが例にあげられるだろう。

本論は臨床に援用できる，女性を主体としたライフサイクル論の展開を目指して，その基礎となる知識を中心にまとめたものである。現代の日本に生きる女性の現状の把握とその分析，そしてそこから生じてくるさまざまな葛藤や軋轢の洗い出し，精神医学や心理学の臨床局面において，発達という視点から中期的な見通しを与えることを目標としながら論を進めたい。

2. 急激に変化するわが国の女性のライフサイクルモデル－女性の一生の質的変化を構成するもの

図1にわが国における世代別既婚女性のライフサイクルモデルの比較を示した。戦後，日本人は長寿となり，平均寿命は男女ともども30歳以上延長した。戦前に作成された最後の生命表である第6回生命表によると，日本人の平均寿命は男性46.92歳，女性49.63歳であったが，平成22年には，これが男性79.55歳，女性86.30歳まで大幅に伸びている。単純に言えば，老年期だけでなく更年期すらつい最近出現したライフステージであったのだが，あっという間に

第1章 女性のライフサイクルとメンタルケア

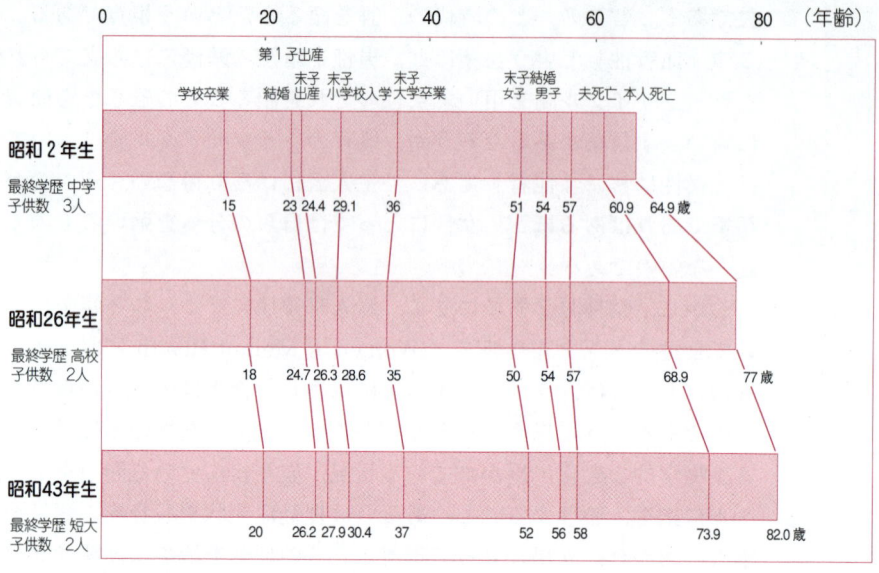

図1 わが国における世代別既婚女性のライフサイクルモデルの比較

　更年期はすでに「折り返し地点」となった。長寿化のほかにも，晩婚化，少子化，未婚率の上昇，出産可能年齢の高齢化，高学歴化，就業率の上昇，結婚離れ，恋愛結婚の優勢化，社会の高度産業化と西欧化など，女性の一生の質的変化はさまざまな変数から語られるが，ここではとくに重要と思われる人生のステージのイメージ変化，「子どもを持つチャンス」のウインドウの拡大，職業との付き合い方の変化，結婚と離婚についてまとめておきたい。

1）人生のステージのイメージ変化

　平均寿命の延長がもたらした変化は，もちろんただ人生の後半部分が長くなったというような単純なものではない。ライフサイクルの観点からは，青年期や中年期など従来よく知られている人生のステージが少しずつ延長され，さらに若い成年期や更年期など，以前は一般的に認知されていなかったステージが生み出された[3]。その結果，人生のステージのイメージ自体が変化してきたのである。たとえば，アラフォー概念はカタカナを導入することで巧妙にかつて

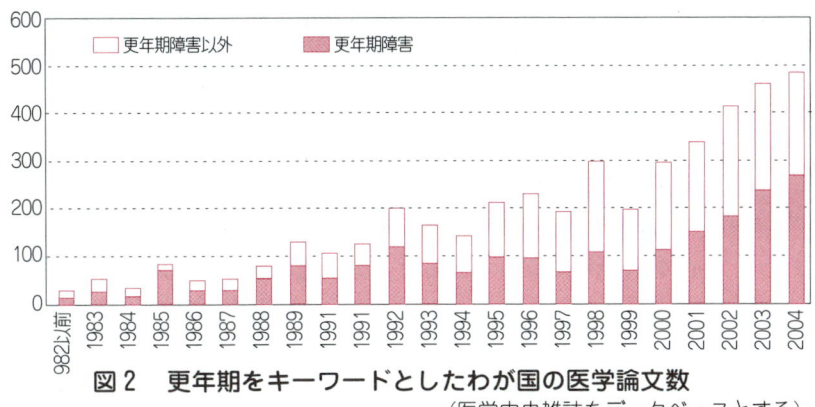

図2　更年期をキーワードとしたわが国の医学論文数
（医学中央雑誌をデータベースとする）

の中年イメージを排除しているとも言えるだろう。

　更年期は今や誰もが知る概念であり，体験するのが当たり前と考えられる人生の一時期となったが，戦前は更年期に至るまで歳を重ねること自体，いわば恩恵に値するものであった。そこから現在に至るまで，人間の歴史の上では瞬きのようなものであるにもかかわらず，である。「更年期障害」が医療に登場したのも戦後である。図2に更年期をキーワードとしたわが国の医学論文数（医学中央雑誌をデータベースとする）の年次推移を示した。この図を見ると，1982年以前にはわずか32件だった「更年期」に関する論文は，1998年以降，急激にその数を増やしていることがわかる。これは，第一次ベビーブーム（昭和22年～24年）に出生した「団塊の世代」がいよいよ更年期を迎えた時期にぴったりと一致する。そして，「更年期」論文の約半数が更年期における全般的不調を示す「更年期障害」をテーマにしていることも興味深い。

　更年期のかかえる心身の問題はかくもまだ漠然としたものであるが，それは正常と異常の狭間で，あるいは多くの女性が経験する例外的な状態であり，本来乗り越えられるべきものとしてのイメージを前提としている。更年期が折り返しであれば，子育て後の人生も長くなる。現在，子育て後の人生を余生と考えている女性はおそらくごくまれであろう。むしろ，折り返し後の人生こそ自分の人生であると実感できる女性も少なくない。団塊の世代の年齢移動に従っ

て，老年期にもこれまでと違った視点からスポットが当たりはじめてもいる。その代表的なものが，アンチエイジングに関する情報の横溢である。

2）「子どもを持つチャンス」のウインドウの拡大

次に取り上げるのは「子どもを持つチャンス」のウインドウの急速な広がりについてである。少子化問題では特殊合計出産率ばかりが注目されがちであるが，一方で低年齢と高齢の出産が増えていることはあまり知られていない。日本産科婦人科学会では35歳以上の初産婦を「高年初産婦」と定義している。しかし現在，女性誌やインターネット等で話題になっている高齢初産はおよそ40歳前後である。それどころか45歳を過ぎての不妊治療，高齢初産を希望する女性も増加傾向にある。「子どもを持つチャンス」は，医学のチャレンジとあいまって，女性の生物学的限界ぎりぎりまで引き延ばされてきたといってよいであろう。近年では人工授精の登場によって，生物学的限界を超えた女性の妊娠もまた不可能ではなくなっている。

これらの現象は，確かに女性にとって子どもを持つチャンスを増やすものである。しかし，その裏面には子どもを持つタイミングに対するモラトリアム状態や，いつ果てるともない不妊治療に取り組み続ける女性の存在など，深刻な問題が隠れていることも忘れてはならない。

3）仕事との付き合い方の変容[4]

急激な経済成長とその揺らぎも，人々の人生に大きな変化をもたらす背景となっている。戦後の動乱期から高度成長時代，そしてバブル期の到来と破綻，不況と雇用不安の時代と，社会状況は過去半世紀にめまぐるしく変遷した。そのさなか，1985年には「雇用の分野における男女の均等な機会及び待遇の確保等女子労働者の福祉の増進に関する法律（男女雇用機会均等法）」が制定されもした。

たしかに女性の産業や経済社会への進出は，いまだ有形無形の条件付きではあるが，少しずつ進んでいる。この過程で単に仕事を持

つだけでなく，「キャリアアップ」は高学歴女性の人生の大きなテーマとなってもいる。

　現在わが国では女性の就業率が6割を超え，さらに年々増加しつつある。わが国の女性の就業率は，年齢を横軸にすると長い間M型をとるといわれてきた。M型とは，20代に一度就業率のピークがあり，その後結婚・出産によって仕事から遠ざかる時期をはさみ，再び30代後半から就業率が上がってきて，高齢になると再び下がるという2つの峰を指す。そのM型が少しずつ底上げされ，かつ結婚・出産による退職も以前ほど「常識」ではなくなっていることから，峰がなだらかになったと指摘されている。その背景には，女性の社会進出が当たり前になってきたことなどの他に，不況のため経済的理由から働かざるを得なくなってきた事実があることも指摘されている。

　今日的な性別役割分担の考え方は，実際には極めて現代的なものであって，18世紀後半からの産業革命以後，西洋型社会では職場と住まいの分離が進み，その結果，「男性は外で働き，女性は家庭を守る」という性役割感が形成されたという見方が優勢である。確かにわが国でも，専業主婦率が最も高くなったのは実は戦後であった。しかし，明治以降先鋭化したとされる男尊女卑の思想などとあいまって，既婚女性≒主婦という観念は現実以上に伝統としてとらえられる傾向にあった。

　女性の社会進出とともに，専業主婦の「価値」が相対化されて久しい。うつろいやすい社会常識のなかで，現在，専業主婦は専業主婦で賃金労働していないことに引け目を感じ，一方勤労女性も，家族をもっと大事にすべきではないのかとの不安に駆られる。どちらの立場をとっても自分の社会的立場に対して自己不全感を抱きやすいという過渡期の価値観の混乱が，ここに如実に現れている。

　また，職業に関する態度の取り方をあげれば，わが国の女性は職業を生計を立てる手段とする見方は少なく，自己実現の場とみなす傾向が強いことが指摘されている。仕事は自分を成長させるものという認識は確かに真摯でまじめな態度ではあるが，多くの男性にとってなんら疑問の余地のない「生計のために職業につく」という行

為は，若い女性にとってさえ真に親和化されていないのである。ただ，その親和化が女性にとって果たしてよりよい方向性となるのかどうかはまた別の問題であろう。

ライフサイクルには大きく分けて生物学的側面と心理社会的側面とがあるが，図式的に表現すれば，戦前の女性の多くは妊娠・出産・育児という生物学的ライフサイクルに強く影響された人生を歩んだが，現在の女性たちの進路選択の重心は，徐々に心理社会的ライフサイクルに移動しつつあると言えるのかもしれない。イメージ上のライフサイクルに身体がついてこない，という苦い現実を含めて。

4）結婚と離婚[6]

少子化の直接的背景としてあげられるのは，概ね晩婚化と未婚率の増加の二者である。旧厚生省の人口動態調査によれば，1910 年の平均初婚年齢は女性 23.0 歳，男性は 27.0 歳であった。これは，太平洋戦争に向かっていったん上昇したが，戦後 1951 年には再び下がり，それぞれ 23.1 歳，25.9 歳となる。以後，今日に至るまで，男女ともども平均初婚年齢は右肩上がりを続け，平成 23 年には女性 28.8 歳，男性 30.5 歳に達した。また，初婚年齢は，学歴の高い人ほど高く，専門職，管理職で高くなっているという。未婚率についていえば，やはり男女とも上がり続け，2010 年の国勢調査では，20 代後半の女性で 60.3％，30 代前半の男性で 47.3％ に達している。

一般論としての結婚観に関しては，世代間のギャップが著しくなっており，若い層に無理に結婚することはないと考える者が増えているのは確実で，女性の幸せは結婚であるとの考えを持つ人は明らかに少数派になっている。しかし，出生動向基本調査によれば，1980 年代に比べてやや減少傾向にあるものの，未婚男女の約 9 割が「いずれ結婚するつもり」であると答えていることには注目すべきであろう。現時点でみるかぎり，日本の青年は結婚しなくなったのではなく，結婚を遅らせているということになる。

結婚適齢期という言葉はほとんど使われなくなった。もう 20 年ほど前であろうか，すでに女性の結婚適齢期は「クリスマスケーキ」から「大晦日」へ移行したといわれていた。すなわち，女性にとっ

ての結婚適齢の限界が，25歳から30歳前後へシフトしていったのである。その後，年齢分布のすそ野は広がり続けている。

　恋愛結婚志向も，戦後右肩上がりを続けてきた現象である。戦前，圧倒的に多かった見合い結婚を，恋愛結婚が上回るようになったのは1960年代後半であり，現在の結婚形態の約9割が恋愛によるものだという。

　この点に限定すれば，日本の結婚は欧米型の個人と個人の恋愛による結婚へと，急速に流れを変えていったように見える。一般的に女性，あるいはより若い世代に恋愛結婚志向が強いとされているが，恋愛結婚の増加の背景には，男女交際の活発化があり，同時に結婚前の性交渉は広く容認されるようになったといわれる。しかし，恋愛結婚志向が強まる一方で，2010年の統計によっても独身者の女性の5割，男性では6割で，異性の交際相手がいないとされているのは興味深い[9]。婚活（コンカツ）という言葉もすっかり定着し，ビジネスだけでなく自治体あげてのコンカツパーティーなど，行政施策にも導入されている。この点に関し，山田[8]は男女交際の活発化，すなわち恋愛の自由化によって恋愛と結婚が分離し，かつ「もてる人（恋愛対象者）」と「もてない人（恋愛非対象者）」の階層分化が進んでいると分析しているが，その意味では恋愛結婚の増加もまた，本邦では未婚化の一端を担っているのである。

　少子化に直結する未婚化，晩婚化の原因については，80年代後半から活発な議論が交わされてきた。女性の高学歴化と社会進出，結婚に幻滅している人の増加，高身長，高学歴，高収入の揃ったいわゆる「3高」の男性でなければ結婚したくないという女性の高望み，家事を分担しないなど男性の時代意識への乗り遅れ（過剰な性別役割分担）などがこれまでに俎上に上がっただろうか。

　しかし，事実上促進されている未婚化，晩婚化とはうらはらに，大多数の未婚男女が相変わらず「いずれ結婚するつもり」と述べていることから考えれば，必ずしも結婚そのものが拒絶されているのではないことがわかる。江原は谷村志穂の「結婚しないかもしれない症候群」を中心に検討し，主に女性側に，結婚と自分自身が主人公の人生とは両立しないものであるという認識があり，自分自身が

主人公でなくなるという大きなコストを支払って結婚に踏み切るのであれば，相手の男性はよほど「私よりも上」であってほしい，そうでなければ結婚なんかしたくないと考える傾向を指摘している[7]。また「もっといい人がいるかもしれないシンドローム」[8]を提唱する山田も，経済の低成長を直接の原因とする「女子上昇婚」の機会の減少，男女交際の活発化を直接の原因とする「恋愛結婚システム」の変化をその原因としてあげている。

このように，日本は恋愛や結婚の自由化の道をたどっているかに見えるが，未婚者の同棲率（事実婚）が極めて低く，男女ともに2％前後にとどまり，過去の経験者を累積しても5％に満たない点を考えると，若干視点を変えざるを得ない。ちなみに1991年の統計では，スウェーデンにおける20歳前半の未婚女性の同棲率は44％にのぼり，同様に，デンマーク37％，カナダ15％，米国9％である。また，わが国における婚外出生数が極めて少ない点も指摘しておく必要があろう。2008年の時点で，スウェーデン，フランスでは全ての出生のうち非嫡出子が占める割合が実に5割以上に達し，デンマーク，英国，オランダ，米国も4割強となっているが，わが国の婚外出生の割合は2％程度で，しかも1970年当時から比べても1％の微増にとどまっている。ほとんど変化していない。ここからは，婚前性交渉には寛大となったものの，男女が一緒に暮らすなら結婚すべきであるとする婚姻届を重視する意識や，出産は婚姻を前提とするものという規範意識は，若者の恋愛や結婚感においても，実はいまだ極めて強固な位置を占めていることが指摘されよう。

わが国で離婚統計が初めて行われたのは明治16年（1883年）であったが，当時の離婚率は人口1,000人につき3.34と高く，世界有数の離婚国だったという。しかし，その後法律婚主義となって離婚率は見る間に減少し，昭和15年（1940年）には0.68と最低になった。戦後1.01と上昇した離婚率は再び下降し，1963年に0.73と戦後最低を記録した。しかし，その後上昇傾向となり，1975年以降いったん減少傾向を示したものの再び上昇し，2002年には2.30と戦後最高を記録している。その後，2007年には2.04％に減少しているが，高い数値を維持していることに変わりはない。戦後における全

体的な離婚増加の背景には，女性の就業機会の増大による社会経済的自立などの要因だけでなく，離婚に対する意識が急速に寛大になっていることが指摘されている。

こうした離婚観の変化の背景には，前述した恋愛結婚志向が関与している。すなわち，夫婦関係の継続にあたり，役割や体面といった側面を愛情が凌駕し重要な位置を占めるようになって，愛情がなくなれば別れてもいいと考える人が増えてきているのである。

具体的には，「相手に満足できないときは離婚すればよい」という考えに賛成する者の割合は，1970年代には男女とも2割程度だったが，1997年にはすでに男女とも半数を超えている。また，離婚調停の約7割は女性から申し立てられており，申し立て理由は，1970年では，妻は「異性関係」，夫は「性格が合わない」だったが，1996年には「性格が合わない」が最も多くなっている。一方，「子どもがいれば夫婦仲が悪くなっても別れるべきではない」という考え方は欧米に比べいまだ根強く，男性の6割，女性の5割がこれを肯定していることに留意しておく必要があろう。ここでも，出産（子育て）は婚姻関係を前提とするものという意識が強く働いているのである。

年代別の変化として特徴的なのは，日本の全離婚数に占める同居期間が20年以上の熟年夫婦の離婚件数の割合の増加で，1975年に全体の5.7%だったものが2007年には16.5%を占めるに至っている点である。熟年夫婦の離婚については，子どもの自立の後，家庭の中で目標を喪失した妻が，仕事一筋で家庭を顧みなかった夫との2人の生活に希望が持てずに離婚を決意するケースが多いといわれている。

3. 選択肢の多様化と防げない葛藤

上述したように変化は多様な局面で急激に生じており，このような変化とともに，女性の生き方の選択肢は多様化したといわれる。

なぜ選択肢は多様化したのだろうか。よく言われるように，社会的地位が上がり職業選択の自由度が増したことによって，女性が積

第1章 女性のライフサイクルとメンタルケア

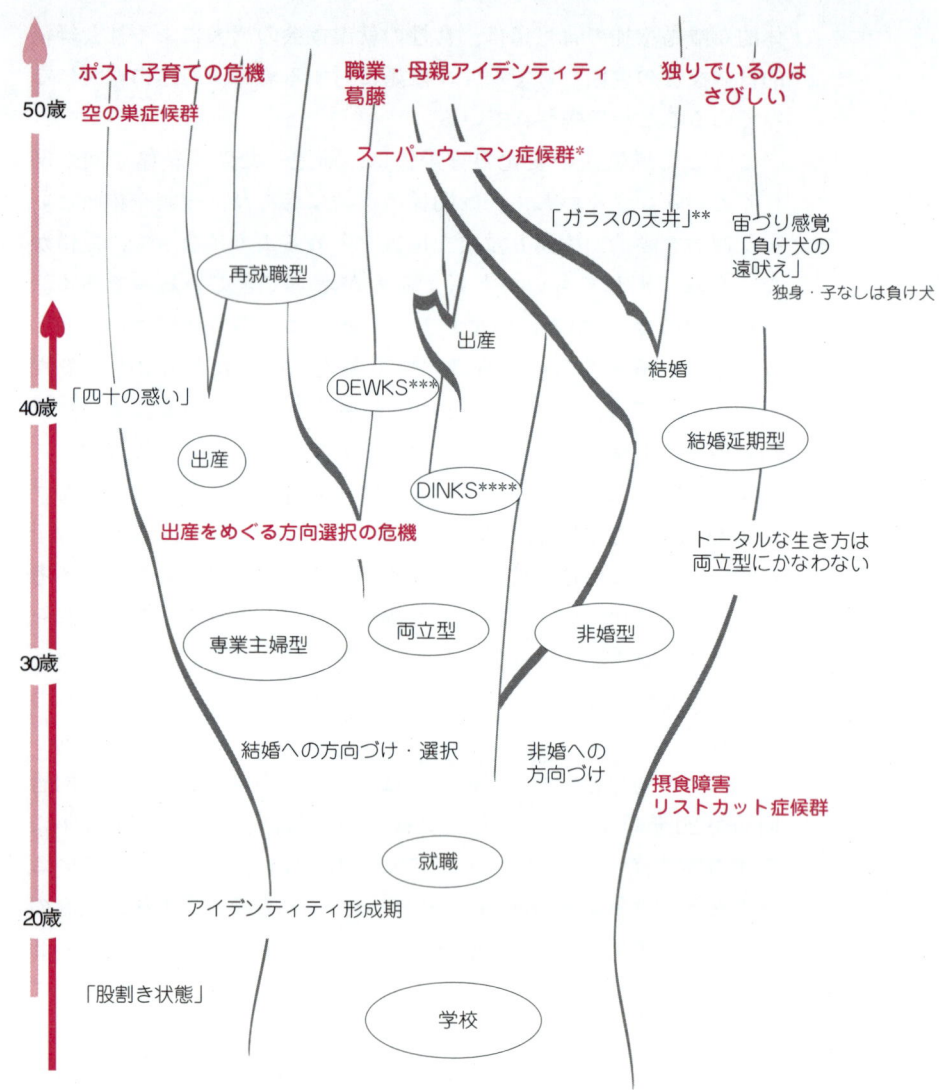

*スーパーウーマン症候群：結婚後も仕事を続ける女性たちが，仕事も，家事もすべてを完璧にやりとげようとしてストレスにより体調を崩すこと
**ガラスの天井：glass ceiling 管理職の女性たちがトップの座に手が届かないという目に見えない性差別の状況 90年代にアメリカでよく使われた言葉
***DEWKS：Doble-employed with kids 子どもを持って共働きする夫婦
****DINKS：Doble-income no kids 子どものいない共働きの夫婦

図3　現代女性のライフサイクルの木と多様化でも防ぎきれない心理的葛藤
（岡本祐子による図を一部改変）

極的に人生を選べる可能性が広がったという見方もあるだろう。しかし選択肢の多様化とは，女性がそれぞれ有する環境に適応すべく，つまりその都度最大限に大きな葛藤を抱えないよう対処した結果生じたものであると考えると，むしろ「女性の岐路」はずっと見えやすくなるのではないだろうか。

　多様化の類型について俯瞰してみたい。岡本は現代女性のライフコースを1本の木に見立てて表し（図3），女性がどのライフコースを選択したにせよ，その道行きのなかには自分の生き方，在り方に直接的に問いを投げかけるストレスや危機が潜在していることを指摘し，それぞれ専業主婦であることの難しさ，仕事を持ち続けることの難しさ，シングルでいることの難しさを例としてあげている[9]。結局のところ見えてくる結論は，選択肢の多様化をもってしても，女性のライフサイクルにおける心理的葛藤は解決せず，むしろ，さまざまな次元における女性の価値観や在り方をめぐるギャップ＝ズレを表面化しやすくしたとも言えるだろう。

4. 女性の価値観や在り方をめぐるギャップ－世代間，男女間，そして内在するギャップ

　まず第1にあげられるのは世代間のギャップである。母親が娘として生きた時代は娘の今生きている時代の直接的なモデルにはなりがたく，母娘間，嫁姑間の価値観の伝達は一昔前よりもいっそう困難になった。たとえば，子育ての手段や仕事に対する重心の置き方などでぶつかる母娘，嫁姑は少なくない。女性同士の世代間ギャップによるきしみは「女性らしさ」の在り様に始まり，子育て・子の教育・仕事に対する態度のとり方など，広範囲にわたって認められる。
　第2に，男女間のズレもまた大きく存在する。結婚後浮上し子育てによって深刻化しやすい性別役割分担の問題の他，職場内のセクシャルハラスメント事件も，しばしばこの男女間の生き方や価値観の相違から生じてくる。お茶くみや清掃は女性の仕事，肩に触れるなどのスキンシップは人間関係の潤滑油と考える男性はまだ少なくないが，男女平等推進時代に教育を受けてきた若い女性にとっては

これらが耐えられない差別として受けとられる。

　内在的なギャップもまた指摘されなければならないだろう。内在的なギャップもまた2つの方向性を持つ。1つは身体と心の発達のズレである。生物学的ライフサイクルと心理社会的ライフサイクルのギャップは思春期に注目されやすいが，成人期のそれでは，個人差はあってもある時点から誰にでも必ず起こってくる生物としてのエネルギーの減退，すなわち身体の衰えについて考えなければならない。更年期は，「心はまだまだ若いはずなのに，身体はすでに明らかな下降線を示している」といった思春期と逆転したズレが生じてくる。このズレは男性にも認められるものだが，女性の場合には月経の開始と閉経という2つの象徴的な出来事によってその前後と大きく切り分けられ，より明瞭な生殖期 reproductive phase として女性の中で体験されるのである。

　もう1つの内在的なギャップは，自分が目指す方向性と自分が知らず知らずのうちに身につけてきた規範との齟齬である。このギャップは，場合によってはこれまであげてきたいくつかのギャップのなかでも，最大の難関を形成すると言えるかもしれない。なぜなら，先にあげてきた世代間，男女間，そして自らのこころと身体の間のギャップが濃縮されてまたここに再帰されるからである。

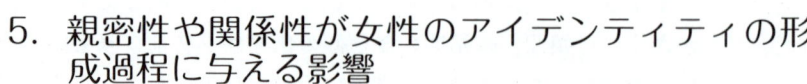

5. 親密性や関係性が女性のアイデンティティの形成過程に与える影響

　現代の女性が激変する時代を背景に，さまざまな次元で生じるギャップのなかに絶えず自分自身を投企し演繹・再帰しながら人生を手探りで選択するさまについて考察してきた。次に考えていきたいのは，現代の女性における「親密性の獲得」ないし「関係性」の問題である。たとえば，摂食障害や身体表現性障害は特定の年代の女性に好発するが，これはどのように説明したらよいのだろうか。

　エリクソンは彼のライフサイクル論で，アイデンティティの形成は青年期の発達課題であり，適切なアイデンティティの感覚が確立した後に若い成人期において異性との真の親密性が獲得されるとす

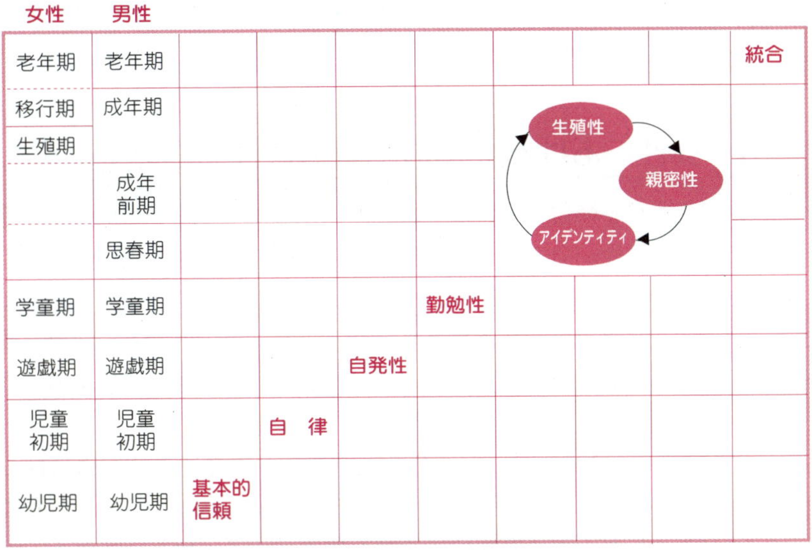

女性のためのライフサイクル論

女性	男性							
老年期	老年期							統合
移行期	成年期							
生殖期								
	成年前期							
	思春期							
学童期	学童期			勤勉性				
遊戯期	遊戯期		自発性					
児童初期	児童初期	自律						
幼児期	幼児期	基本的信頼						

（図中右上：生殖性 → 親密性 → アイデンティティ のサイクル図）

図4　エリクソンによる心理社会的発達段階における課題と女性のライフサイクル上の課題

る。ここでいう親密性とは，意義ある犠牲や妥協を要求することもある具体的な提携関係に自分を投入する能力，すなわち家庭なり，その他の協力関係を実現する深い絆を結ぶ力を指している。社会に認知され，首尾よく青年期の課題をある程度乗り越えた男性にとっては，確かに若い成人期は安定し，充実したステージになりうるものであろう。しかし，女性の場合にはここからがむしろ長い旅路の始まりといってもよいのである。

　女性のライフサイクルは親，夫，子どもなどの重要な他者によって自分の世界が分断されやすく，そのため自分の一生を通じて直線的・連続的にアイデンティティを形成，発達させにくいと言われる[1]。女性の場合は，段階的という言葉が必ずしも適当ではなく，個の確立によってアイデンティティを成熟，進化させていくという側面と同時に「他者との関係性」によってアイデンティティを確認し，成熟させていく側面が絶えず並行して存在する。図4に，エリクソンの発達課題をベースに女性のライフサイクル上の発達課題についての試論を提示した。アイデンティティ→親密性→生殖性→アイデン

ティティ→親密性→・・・・といった繰り返しが，女性の生殖期には絶えず生じているのである。

6. 女性における発達の二重構造性－「私」と「女性」

　これまで述べてきた多次元的に生じるギャップの問題や，他者との関係性が発達に与える影響は，一般的に女性の価値規範の二重構造性として，いたるところで指摘されている。これは，いわゆる「両立」問題を煎じ詰めたときに行き着く結論でもある。仕事－育児，仕事－家事，キャリアアップ－結婚など，女性が選択を迫られる局面に大抵は伏在する問題といってもよい。

　これは換言すれば，「私」と「女性」の発達の二重構造性の問題であり，その人が所属する社会のなかで「私になること，私であること」という，男女に共通する狭義でのアイデンティティの形成と「女性になること，女性であること」に不可欠であるパーソナルな人間関係を基礎とした親密性の形成の間には，現時点でのライフスタイルの多様化では防ぎきれない，どの道生ずる葛藤が存在するということを意味する。

　この「私である自分」と「女性である自分」は時に激しく反発し合い，あるいは引き合いながら少しずつ，しばしば強引に女性を「私であり女性である自分」へと向かわせる。入り口は思春期・青年期であり，この時期の女性に求められるのは，学校や家族をフィールドとしての自己の確立，すなわち私になることと，身体的，社会的に女性になることとのバランスとりである。そして出口は，最近では40歳前後にまで延長してきたかと思われる若い成人期から更年期に至る過程での，安定した「私であること」と，多くは特定のパートナーとの親密な関係上に成立する「女性であること」の調和であろう。

　上述したギャップでさえ，多くの場合その統合への速い流れにのみこまれていくのである。振り返って，女性の生殖期とは，心理社会的側面からみれば，「私である自分」と「女性である自分」が一人の人間の中で統合されていく一続きの過程であって，青年期や若

い成人期，そして成人期の上位概念を形成するものといってもよいであろう。

7. 関係性の時代の落とし穴

　近年，行き着くところまで行き着いた感のある高度産業化社会に生じた矛盾の解決策として，従来の「女らしさ」に含まれる関係性の重視や他者のニーズの重視，ケアの倫理といった価値を称揚する声が大きい[1]。女性外来のニーズの高さもこれらを反映しているものということもできる。しかし，単純に「関係性の時代」と言い切れない状況もまた存在することを，最後に述べておきたい。

　家族など既存の社会制度が崩壊しつつある現在，これを食い止める役割を付与された「愛情」が，ことさらに強調されるようになってきている。制度のなかに取り込まれた「愛情」は，ときに暴力的に女性に捨我を要求することすらあるのである。例をあげれば，精神医学書の古典の１つに数えられている Bruck H の「The Golden Cage（邦名「思春期やせ症の謎」）」は，摂食障害の少女が捕らえられている自己に内在するギャップと矛盾に満ちた関係性を的確に表現している。また，ドメスティック・バイオレンスの被害女性が容易にその状況から逃れられない理由の１つとしてもとらえられるように思われる。「関係性」や「愛情」を無批判に受け入れないこと，あるいはこれを吟味する力が，次世代の女性には必要であるのかもしれない。

　（本節は「実践・女性精神医学―ライフサイクル・ホルモン・性差；女性のためのライフサイクル論」（創造出版，2005）に加筆修正を加えたものである。）

文献

1) Erikson EH：The life cycle completed. WW Norton & Company, New York, 1982（村瀬孝雄，近藤邦夫訳「ライフサイクル，その完結」みすず書房，東京，1889）．
2) Simone de Beauvoir：Le Deuxieme Sexe. Editions Gallimard, Paris, 1949.（『第二の性』を原文で読み直す会訳「決定版　第二の性」．新潮

社，東京，2000．
3）加茂登志子，田村敦子：現代女性と家族内人間関係．臨床精神医学 25：933-939, 1996．
4）加茂登志子：景気変動と女性労働者．精神科診断学 11：299-308，2000．
5）加茂登志子：女性のライフサイクルにおける'女性であること'．臨床精神医学（0300-032X）33（2）：135-139（2004.02）．
6）加茂登志子：結婚・離婚・再婚・死別．大森健一・島 悟責任編集 臨床精神医学講座18 家庭・学校・職場・地域の精神保健．pp.101-111, 中山書店，東京，1998．
7）江原由美子：結婚しないかもしれない症候群－現代日本における結婚のリアリティ．家族社会学研究 6：37-44．1994．
8）山田昌弘：結婚の社会学－未婚化と晩婚化は続くのか．丸善，東京，1996．
9）岡本祐子：現代女性をとりまく状況．岡本祐子，松下美知子編集 女性のためのライフサイクル心理学．pp.12-21，福村出版，東京，1994．
10）宮地尚子：現代社会と女性のメンタルヘルス 高畑直彦・三田俊夫責任編集 臨床精神医学講座23 多文化間精神医学．pp.99-110，中山書店，東京，1998．

（加茂登志子）

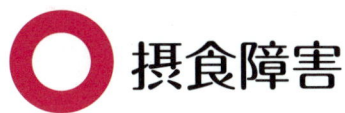

摂食障害

> **POINT**
> 1. 摂食障害，とくに拒食症は，思春期女性の死因のトップにあるとされる疾患である。
> 2. ダイエットは，あくまで発症の引き金とはなるが，真の原因ではない。
> 3. 摂食障害の発症の条件として，患者の乳幼児期における母親の情緒応答性が十分機能しなかったことが推測される。

はじめに

　拒食症に関する医学的報告は，17世紀のロンドンの開業医であったモルトン（1694年）の報告に始まる。当時は非常にまれな疾患であったが，最近では，思春期に発症する極めてポピュラーな疾患となっている。ダイエットをきっかけの1つとして拒食症のかたちで発症することが多く，発症年齢は8歳から30歳くらいで，その後80歳くらいまで続いている患者もいる。わが国の患者数の推計値は，10万人当たり1980年は1.8人だが，1998年は18.5人と，18年間で約10倍と急増している。

　摂食障害（eating disorder：ED）全体の死亡率は，わが国も欧米諸外国と同様，数％といわれている。

　ちなみに，罹患率における男女比は1：25と，圧倒的に女性が多い。

　拒食症は，17.5kg/m^{2}以下のBMIが3カ月以上続くことが診断の条件の1つである。拒食症・過食症ともに，「異常なまでのやせ願望」あるいは「肥満恐怖」が共通してみられ，病気のステージが異なるだけで，同一疾患と考えられている。

　発症のきっかけは，「友人とダイエット競争をはじめたら・・・」「彼から太っていると言われて・・・」といった，一見なんでもないダイエットが多い。また，現実生活上でのストレスから食欲が落ち

てやせていったというケースもある。

　治療を進めていくなかで，潜在的なやせ願望と，やせていることで維持されている自尊心などが認められる場合もある。ダイエットを始めても途中で挫折してしまう人のほうが多いが，この病気を発症する人は，ダイエットに容易に成功し気がついたときには外界に対しまったく無関心となり，自己の身体のコントロールにのみ心を奪われた状態に陥ってしまっている。

　本節では，摂食障害に関する一般的な知識と新知見，ならびに治療法について論述する。

1. 摂食障害とは

　診断基準としては米国精神医学会によるDSM-IVがよく知られている。ここではDSM-IV-TRの診断基準[1]を示す。

1）神経性食欲不振症（anorexia nervosa：AN）（表1）

　俗にいう拒食症のことを，医学的には神経性食欲不振症（神経性無食症と同義）という。制限型では拒食，やせ，無月経が主な症状で，周囲からは，「おかしい，病気では？」と気づかれても，本人には病気という自覚がないケースがほとんどであるため，発病当初は自ら医療機関を受診することはない。制限型の多くは，やせが顕著になって半年から1年ほど経過し，それまで我慢していた甘いものなどの食べ物を口にしたことがきっかけとなり，むちゃ食いが始まる。治療を受けていない制限型では，まだ心の底には極めて強いやせ願望があるため，なんとか体重を減らそうと意図的に嘔吐したり，大量の下剤を服用するむちゃ食い・排出型に移行する。これは，最も予後の悪いタイプと考えられており，死亡率18%と報告されている。

2）神経性過食症（bulimia nervosa：BN）（表2）

　俗にいう過食症のことを，医学的には神経性過食症（神経性大食症と同義）という。近年では，思春期から青年期女性の約1〜3%にみられるとされる。自制困難な摂食の欲求が生じ，短時間に大量

表1　神経性食欲不振症の診断基準

A	年齢と身長に対する正常体重の最低限，またはそれ以上を維持することの拒否（例：期待される体重の85％以下の体重が続くような体重減少：または成長期間中に期待される体重増加がなく，期待される体重の85％以下になる）
B	体重が不足している場合でも，体重が増えること，または肥満することに対する強い恐怖
C	自分の体重または体型の感じ方の障害，自己評価に対する体重や体型の過剰な影響，または現在の低体重の重大さの否認
D	初潮後の女性の場合は，無月経，すなわち月経周期が連続して少なくとも3回欠如する（エストロゲンなどのホルモン投与後にのみ月経が起きている場合，その女性は無月経とみなされる）
病型を特定せよ	
制限型	現在の神経性食欲不振症のエピソード期間中，規則的にむちゃ食いや排出行動（つまり，自己誘発性嘔吐，または下剤，利尿剤，または浣腸の誤った使用）を行ったことがない
むちゃ食い/排出型	現在の神経性食欲不振症のエピソード期間中，規則的にむちゃ食いや排出行動（すなわち，自己誘発性嘔吐，または下剤，利尿剤，または浣腸の誤った使用）を行ったことがある

（文献1より引用，一部改変）

の食物を強迫的に摂取することを，平均して少なくとも3カ月間にわたって週2回行う。

　排出型では，過食・嘔吐を繰り返し，また，下剤や利尿剤などの薬物の乱用，翌日の摂食制限・不食などにより体重増加を防ぎ，ANほど体重は減少せず正常範囲内で変動する。また，過食後に無気力感，抑うつ気分，自己卑下を伴うため，比較的病識があり，自ら病院を受診するケースも多い。非排出型では，過食のみで肥満傾向がみられ，糖尿病を併発してから病院を受診するケースも多い。

3）特定不能の摂食障害（表3）

　臨床的に問題となるような摂食障害であっても，特定の摂食障害，すなわちANやBNの診断基準に合致しない場合をいう。過食をだらだら続けるタイプやチューイング（食事を噛んで吐き出すことを

表2 神経性過食症の診断基準

A	むちゃ食いのエピソードを繰り返し，むちゃ食いのエピソードは以下の2つによって特徴づけられる		
	(1)	他とはっきり区別される時間の間に（例：1日の何時でも2時間以内），ほとんどの人が同じような時間に同じような環境で食べる量よりも明らかに多い食物を食べること	
	(2)	そのエピソードの期間では，食べることを制御できないという感覚（例：食べることをやめることができない，または，何を，またはどれほど多く食べているかを制御できないという感じ）	
B	体重の増加を防ぐための不適切な代償行為を繰り返す，たとえば，自己誘発性嘔吐；下剤，利尿剤，浣腸，またはその他の薬剤の誤った使用；断食；または過剰な運動		
C	むちゃ食いおよび不適切な代償行為はともに，平均して，少なくとも3カ月間にわたって週2回起こっている		
D	自己評価は，体型および体重の影響を過剰に受けている		
E	障害は，神経性食欲不振症のエピソード期間中にのみ起こるものではない		
病型を特定せよ			
排出型	現在の神経性過食症のエピソード期間中，定期的に自己誘発性嘔吐をする，または下剤，利尿剤，または浣腸の誤った使用をする		
非排出型	現在の神経性過食症のエピソード期間中，絶食または過剰な運動などの他の不適切な代償行為を行ったことがあるが，定期的に自己誘発性嘔吐，または下剤，利尿剤，または浣腸の誤った使用をしたことがない		

（文献1より引用，一部改変）

繰り返すが，呑み込むことはほとんどしない）などの亜型が含まれる。

4）摂食障害のタイプの鑑別に役立つポイント

　　やせていて，食事時間が長く，無月経，炭水化物・脂肪・肉類の摂取を拒否，過活動，軽い躁状態が認められれば，AN制限型と考えてよい。

　　過食・嘔吐，下剤・利尿剤・やせ薬などの乱用，感情の起伏が激しく，家庭内暴力・万引き・性的逸脱・自傷行為・自殺企図などの問題行動を伴うケースで，炭水化物は摂取するが，脂肪・肉類の摂取には拒否的で，やせ，無月経が認められれば，ANむちゃ食い・排出型

表3　特定不能の摂食障害

特定不能の摂食障害のカテゴリーは，どの特定の摂食障害の基準も満たさない摂食の障害のためのものである。以下に例をあげる

1. 女性の場合，定期的に月経があること以外は，神経性食欲不振症の基準をすべて満たしている
2. 著しい体重減少にもかかわらず現在の体重が正常範囲内にあること以外は，神経性食欲不振症の基準をすべて満たしている
3. むちゃ食いと不適切な代償行為の頻度が週2回未満である。またはその持続時間が3カ月未満であるということ以外は，神経性過食症の基準をすべて満たしている
4. 正常体重の人が，少量の食事をとった後に不適切な代償行動を定期的に用いる（例：クッキーを2枚食べた後の自己誘発性嘔吐）
5. 大量の食事を噛んで吐き出すということを繰り返すが，呑み込むことはしない
6. むちゃ食い障害：むちゃ食いのエピソードを繰り返すが，神経性過食症に特徴的な不適切な代償行動の定期的な使用はない

（研究用基準案についてはDSM-IV-TRの付録B参照）

（文献1より引用，一部改変）

と考えられるが，BN排出型との鑑別が困難なこともある。

一方，過食・嘔吐，下剤・利尿剤・やせ薬などの乱用，感情の起伏が激しく，家庭内暴力・万引き・性的逸脱・自傷行為・自殺企図などの問題行動を伴うケースで，高カロリーのものまで何でも食べ，月経がみられるケースでは，BN排出型と考えられる。

5）むちゃ食い障害（Binge-eating disorder：BED）（表4）

BEDは，これまでのDSM-IV-TRの診断基準では，特定不能の摂食障害に含まれていたが，米国にて，まもなく公表されるDSM-5では，AN，BNと並んで，項目の1つにあげられている。米国におけるBEDの生涯有病率は，成人女性の3.5%，成人男性の2.0%と推定されており，さらに増加傾向にあるとされている。

BEDの病態の本質は過食であるが，BNと異なる点は，嘔吐や下剤乱用といった排出行動や過剰な運動がみられないところである。

表4 むちゃ食い障害

A		むちゃ食いエピソードの繰り返し，むちゃ食いのエピソードは以下の両方によって特徴づけられる
	(1)	他とはっきり区別される時間の間に（例：2時間内に），ほとんどの人が同じような時間に同じような環境で食べる量よりも明らかに多い食物を食べること
	(2)	そのエピソードの間は，食べることを制御できないという感覚（例：食べるのを止めることができない，または自分が何を，またはどれほど多く食べているかを制御できないという感じ）
B		むちゃ食いエピソードは以下のうちの3つ（またはそれ以上）を伴っている
	(1)	普通よりずっと速く食べること
	(2)	おなかがいっぱいで気持ちが悪くなるまで食べること
	(3)	生理的な空腹を感じていない時に大量の食物を食べること
	(4)	どれほど多く食べているか見られるのが恥ずかしいために一人で食べること
	(5)	過食した後，自分に嫌気がさしたり，抑うつ的になったり，強い罪悪感を抱いたりすること
C		むちゃ食いをしていることに対する非常に強い苦痛
D		むちゃ食いは，平均して，少なくとも週に2日，6カ月にわたって起こっている
E		むちゃ食いをしても，不適切な代償行動（例：排出，断食，適度の運動）を定期的に行うことはなく，神経性食欲不振症または神経性過食症の経過中にのみ起こるものではない

（文献1より引用，一部改変）

2. 摂食障害に伴う主な身体的合併症

　摂食障害に伴う主な身体的合併症を表5に示す。身体症状としては，低栄養によるものと，下痢・嘔吐などの排出行為によるものとからなる。とくに注意する必要があるのは，低血糖発作と肺結核などの感染症，骨粗鬆症である。

表5 摂食障害に伴う主な身体的合併症

1. 意識障害・けいれん発作（低血糖）
2. 脱水（低カリウム血症）
3. マロリー・ワイス症候群
4. 急性胃拡張，胃穿孔
5. 腸閉塞
6. 腹痛（急性膵炎様症状など）
7. うっ血性心不全
8. 不整脈（低カリウム血症）（低リン血症；Refeeding症候群）
9. 気胸
10. 肺炎，結核，深在性真菌症
11. 肺梗塞
12. 上腸間膜症候群
13. タコツボ心筋症
14. 骨粗鬆症

3. 摂食障害に伴う主な精神的合併症や併存症

　摂食障害においてはしばしば抑うつ症状を伴うが，低栄養や低体重，過食や嘔吐などに伴う二次的なものと，うつ病を併存する場合とがある。また，うつ病を併存する場合は，不安障害（強迫性障害，社交不安障害，パニック障害）やパーソナリティ障害（境界性パーソナリティ障害など）を併存することも多くみられる。

　さらに，最近注目を集めているのは，アスペルガー障害をはじめとする広汎性発達障害の併存例で，良好な治療関係を結ぶのが困難であり，一般的な摂食障害の治療では十分な効果が得られないことが多いとされている。後述するが，摂食障害患者は，まじめで良い子であり，発症前は社会適応も良好，あるいは過剰適応であったケースが典型的である。しかし，そのような典型例でなかったり，社会的不適応であったケースは，広汎性発達障害の併存を疑う必要がある。また，アルコール依存を伴う摂食障害患者では，極めて予後が不良とされている。摂食障害の経過の長いケースのなかには，統合失調症の併存が認められるものもある。

4. 摂食障害の病理

　摂食障害の患者は，やせを異常にまで追求する病的心性を持っており，自己のボディイメージについての認知の歪みが認められる。強いやせ願望や認知の歪みといった，特有の人格病理を基底に持つ疾患であるため，病気の背景にある心理的問題を理解することが治療上極めて重要となる。

　患者の生育歴を母親にたずねると，ほとんどの場合「手のかからない，良い子でした」と述懐される。成績も良く，親のいうことをよく聞くまじめな子どもが多く，反抗期らしい反抗期もなかった子どもたちである。子どもは本来，本能的欲求のコントロールがうまくできず，手がかかるべき存在のはずである。すなわち，「手のかからない子」とは，自己の欲求を抑圧し，周囲の欲求を読み取って順応した行動をとる，早期に自律した子と考えることができよう。

　最近の乳幼児研究では，母子関係の直接観察や経時的発達の追跡研究など，新たな研究方法の導入によって，「乳幼児の求めるものを適切に読み取って，適切なときに与えることが，母親との基本的信頼関係の確立を可能にする」ということがわかってきている。この，乳幼児が求めるものを適切に読み取って，適切に与える「情緒応答性」は，おむつを換えたり，食べ物を与えたりする「身体的応答性」よりも重要であることが認識されている。早期に自律した子どもは，常に周囲の意向を気にして行動するため，内面的には自我が未発達なままであり，ストレスに弱い精神構造となっている。

　一般的に，不安定な思春期・青年期にあって，学業の成績不振や受験の失敗，対人関係の問題など，自信を喪失するような場面で，理想化した自己（やせた体など）にしがみつくことで自己愛を回復し，防衛的に内界の安定を得ようとして摂食障害が発症するものと考えられている。

　なお，筆者らは，摂食障害関連遺伝子を持った個体が，その遺伝子の作用がONとなって発症するものと推測している（図1）。また，最近の摂食障害関連遺伝子の研究として，脂肪組織や肥満に関連する遺伝子多型，さらに，エストロゲンα受容体遺伝子多型などが報

摂食障害

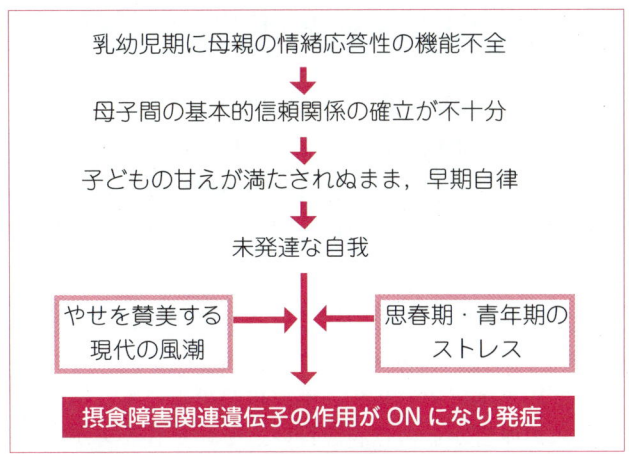

```
乳幼児期に母親の情緒応答性の機能不全
              ↓
    母子間の基本的信頼関係の確立が不十分
              ↓
    子どもの甘えが満たされぬまま，早期自律
              ↓
         未発達な自我
              ↓
┌──────────┐   ┌──────────┐
│やせを賛美する│ → ← │思春期・青年期の│
│ 現代の風潮  │   │  ストレス   │
└──────────┘   └──────────┘
              ↓
┃摂食障害関連遺伝子の作用が ON になり発症┃
```

図1 摂食障害の発症機序（仮説）

告されている。

5. 摂食障害の治療

　摂食障害の治療は，大きく身体的治療と心理的治療とに分けられる。この疾患の治療は，心身両面からのアプローチが必要となるが，心理的な治療は，身体的な問題（やせ）がある程度改善しないと効果が出ないことがわかっているため，やせの著しい場合（体重が30kg以下）は，身体的治療が優先される。

1）身体的治療
（1）救急入院が必要となり，内科的治療が優先される場合
　　①重篤な身体合併症
　　　　低血糖性昏睡，低カリウム血症，低ナトリウム血症，自然気胸，マロリー・ワイス症候群，上腸間膜症候群，タコツボ心筋症，ウイルス感染症，結核，深在性真菌症など
　　②全身衰弱（起立，階段昇降が困難）
　　③標準体重の55％以下（BMIは$12kg/m^2$以下）のやせ
　　④著しいやせはないものの1カ月に5kg以上の体重減少があり，

消耗が激しく，食事摂取量が絶食に近い状況が続いている

(2) 一般的な入院治療について

身体的治療を行う際，衰弱がひどく命に関わる場合を除き，できるだけ患者の意思を尊重して治療を行うことが大切である。患者の意思を無視して強引に入院させ，体重の回復を図っても，精神面での変化がなければ，またすぐにもとの状態に戻ってしまうし，治療者－患者間の信頼関係が損なわれるため，その後の治療にとってマイナスと考えられるからである。

体重減少が著しく，栄養状態が悪い場合は，原則的には入院し，末梢血管からの点滴を行い，それでも改善がみられない場合は，経鼻的経管栄養，あるいは，経中心静脈高カロリー輸液を行う。ある程度の回復（体重35kg以上）がみられたら，外来通院に切り替えて治療を継続していく。

食事に関しては，本症患者は異常なまでの食に対するこだわりが強く，また，体重増加への恐怖が強いため，患者本人が楽に食べられる食品を認めるほうが治療意欲をもたせやすい。しかし筆者はとくに，米飯の効用を強く説いている。

(3) 栄養改善に伴う合併症[2]（Refeeding 症候群）（表6）

再栄養時に出現する全身浮腫に対しては，スピロノラクトンなどの血中カリウム（K）保持性利尿剤を併用することもある。過剰栄養による肝機能障害には，迅速に投与エネルギーを減量して対処する。

最も重篤で注意を要するものに，Refeeding 症候群がある。これは，急速に栄養状態が改善している時期に起こりうる病態である。再栄養時において，細胞内にKやリンが移動し，リン酸が急速に消費されることによって，低カリウム血症や低リン血症が起こる。リンは，ATP，2,3-diphosphoglycerate (2,3-DPG)，CK など多くの重要な生命活動に関する酵素の構成要素をなしているため，その欠乏はただちに生命に関わってくる。低カリウム血症，低マグネシウム血症，ナトリウムと水の貯留傾向などもあり，意識混濁，けいれん，不整脈，

表6 Refeeding 症候群とは

- 低体重のED患者に，経管栄養やIVHなどにより高カロリーが投与されると，血中にブドウ糖が負荷されることになる。そのため，細胞外液中のリンは，糖代謝の活発な肝細胞などの細胞内へ移行し，低リン血症が生じる

  低リン血症では
  1. 細胞内ATPが減少する
  2. 赤血球 2, 3 -DPG (diphosphoglycerate) の減少により，ヘモグロビンの酸素親和性が亢進し末梢組織への酸素供給が阻害される

- 血清リン値が1.0mg/dl以下の重症例では，<u>不整脈・心停止・呼吸不全・出血・昏睡・横紋筋融解による急性腎不全・肝不全</u>などの症状が出現する。これをRefeeding症候群と呼ぶ
- 血清リン値 0.5mg/dl 以下では致死率が高い

うっ血性心不全，横紋筋融解症など，さまざまな病態を発生する。
　とくに，低リン血症による心不全は死因になりうる。再栄養後，数日〜2週間目に発症するので，血清P値のモニターを行い，低下傾向が認められたら，早めにリン酸二カリウム製剤で補充する（20mEq/日を10hrで点滴静注）。一般的には，血清リン値が1.0mg/dl以下になると臨床的に危険度が増し，症状が重篤になる恐れがあるといわれている。
　Refeeding症候群の予防には，電解質の頻回のチェックとリンの補充，およびビタミンB群の投与が必要である。

2）心理的治療

　心理的治療の基本は，治療者－患者間の信頼関係の構築と，それを基にした支持的精神療法の継続にある。そのうえで，下記のような治療が行われる。

(1) 再養育療法[3,4] (reparenting therapy)

　筆者らは，心理的治療として，摂食障害の病理で述べた仮説に基

表7 再養育療法の具体的な方法

1. 母親と患者は同室で，手をつなぎ，あるいは抱き合って寝る
2. 母親と患者は一緒に入浴する。母親が患者の身体を洗ってやる
3. 歩くときも，患者に母親の身体や衣類の一部に触れさせる
4. 母親に「患者が今ここで何を考え，何を欲しているのか」を一生懸命考えてもらう

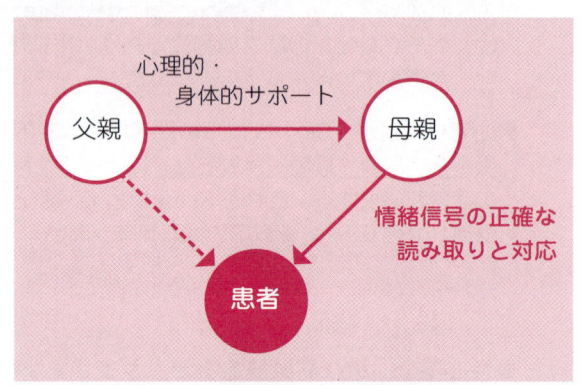

図2 再養育療法の治療構造

づき，再養育療法を行っている。この治療法は，乳幼児期に十分でなかった子どもの情緒信号の読み取りを母親に身につけてもらうことで，母子間の基本的信頼関係を再構築し，患者の自我の発達を促そうという治療法である。具体的には，表7にあげたようなことをやってもらう。この中で一番大切なのは'母親に「患者が今ここで何を考え，何を欲しているか」を一生懸命考えてもらう'ことである。

　母親の読み取りの努力に伴い，患者は徐々に退行した状態（赤ちゃん返り）になるが，これは治療上必要な現象と考えている。退行することにより，早期に自律したニセ自我の保護を放棄させ，初めて患者の本当の自己の中にある空虚感，孤独感，自己不全感などを取り扱うことが可能になるからである。治療の中心は患者と母親だが，父親には母親を精神的・肉体的にサポートするという重要な役割がある（図2）。再養育療法は，患者を取り巻く環境としての家族の安定化を図り，患者の自我の回復を目指す治療法である。

(2) 認知行動療法（cognitive behavioral therapy：CBT）

本治療法は，人間の気分や行動が認知（ものごとに対する考え方や受け取り方）によって影響を受けるという仮説に基づいて，認知のあり方を修正し，行動に変化をもたらし，気分の状態を改善させることを目的とした，期間限定で行う心理療法である。成人のBNに対する有効性が実証されている。

おわりに

現代は飽食の時代といわれているが，日本人全体の平均エネルギー摂取量は減少し続けており，とくに若い女性や子どもで低下しているという。桜美林大学大学院の柴田博教授は，「摂取カロリーは終戦直後を下回り，世界的にみると開発途上国並み」と指摘している。

国民健康・栄養調査によると，一人当たり平均エネルギー摂取量は，1946年に1,903 kcalであったものが，1975年の2,188 kcalをピークに下がり続け，2007年は1,898 kcalとなっている。国連食糧農業機関の2003年のデータでも，日本は世界の平均以下で，米国より3割少ないとされる。

さらに柴田教授によると，年代ごとの栄養摂取量を分析した結果，20歳台，30歳台の女性のエネルギー摂取量の減少が著しく，たんぱく質，脂質や炭水化物摂取量も減少していたという。とくに心配されることは，その世代の子どもにあたる1～6歳も，エネルギーやたんぱく質摂取量がここ10年で約1割減少していることである。「子どもは肥満よりやせの割合が増えている」と柴田教授は指摘している。男性の肥満は増加傾向にあるが，女性の肥満は減りつつあり，むしろ標準体重より20％軽い「やせ」が増加している。20歳台の25％，30歳台の14％，40歳台の11％が「やせ」に分類されるという[5]（図3）。

また，低出生体重児（2,500g未満）で生まれた子どもの割合が，2007年には新生児の9.7％となり，この30年間で2倍となっている。妊娠中の母親のやせとの関連も指摘されている。

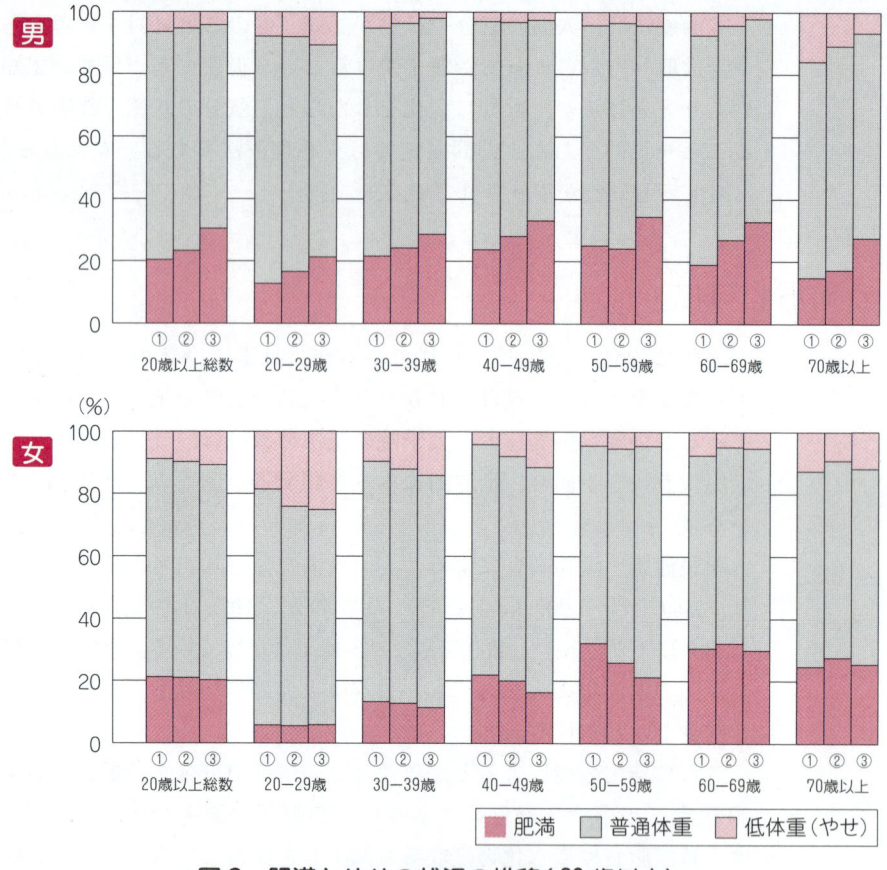

第1章 女性のライフサイクルとメンタルケア

図3 肥満とやせの状況の推移（20歳以上）
①20年前（昭和62年）　②10年前（平成9年）　③平成19年

（厚生労働省：平成19年国民健康・栄養調査結果の概要より）

　子殺し・親殺し，育児放棄，いじめ，ひきこもり，あるいは，シングルの増加，セックスレス夫婦の増加などをみると，あたかも人類は最盛期を過ぎて衰退に向かっているかのようだ。これらの社会現象のすべては，人類社会全体の病理を反映しているのではないかと思われる。摂食障害は，そのような社会現象の代表といえるのではないだろうか。

文献

1) American Psychiatric Association：Diagnostic and statistical manual of mental disorders．4th edition（高橋三郎，染谷俊幸，大野　裕訳　DSM-IV-TR 精神疾患の分類と診断．医学書院，東京，2003）．
2) 山岡昌之：摂食障害（神経性食欲不振症・神経性過食症）．日本こころとからだの救急学会　編　研修医のためのひとりでできるこころとからだの救急患者対応．pp.61-66, メディカ出版，大阪，2011．
3) 一條智康，山岡昌之：再養育療法，摂食障害治療ガイドライン．pp.138-144, 医学書院，東京，2012．
4) 山岡昌之：摂食障害をめぐる諸問題．こころの臨床 à・la・carte 29：361-366, 2010．
5) 鈴木隆雄：日本人のやせ．臨床栄養　115（3）：126-129, 2009．

（山岡昌之）

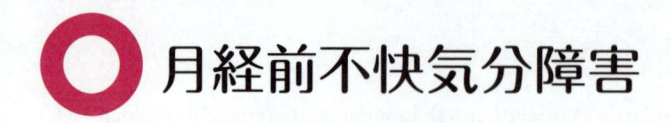

月経前不快気分障害

POINT
1. 月経前の女性では，抑うつなどのさまざまな精神・身体症状を認めることが多い。
2. 月経時の抑うつが大うつ病性障害（うつ病）に匹敵するほどに重症化している場合には，月経前不快気分障害（PMDD）と診断される。
3. PMDDの診断は，DSM-IVまたはDSM-IV-TRのPMDDの研究用基準案を用いて行うのが一般的である。
4. PMDDと鑑別すべき疾患として，月経前症候群（PMS）や他の精神疾患の月経前の悪化がある。
5. PMDDの治療は，選択的セロトニン再取り込み阻害薬（SSRI）をはじめとした抗うつ薬による薬物療法が中心となる。

1. 月経前の抑うつ

1）月経前のさまざまな症状

　　月経前の女性では，抑うつなどのさまざまな精神・身体症状を認めることが多い。

　　月経前に認められることが多い精神症状としては，イライラ，漠然とした不安感，情緒不安定，抑うつ，集中力や判断力の低下などがあげられる。また身体症状としては，頭痛，腰痛や下腹部の疼痛，食欲の亢進（甘いものが無性に食べたくなる），食欲不振や嘔気，過眠や強度の眠気，疲労・倦怠感，のぼせ・発汗，乳房の疼痛や膨張感，浮腫，痤瘡が多くなることなどがあげられる。これらの症状を総称して，"月経前症候群（premenstrual syndrome：PMS）"という。

2）PMSのサイクルと発症率

　　PMSの症状は，多くは月経の前日や3〜4日前に始まることが多いが，一部では排卵日（月経の14日前）の頃から始まることもある。これらの症状は，月経が始まると数日以内に消失する。そして，次の月経の前には，再び同様の症状を呈するという特徴をもつ。

　　PMSの女性は実際に多く，生殖可能年齢の女性（月経のある女性）の20〜50％にみられるとされているが，軽症の者も含めると，生殖可能年齢の女性の80％に及ぶという報告もある。すなわち，生殖可能年齢の女性であれば，月経前に身体や精神の変化を何も認めない者の方が少ない。

　　歴史的には，1931年にFrank Rが黄体期後期（月経前の約1週間）に出現する症状のために日常の社会生活に支障をきたしている15例を"月経前緊張症（premenstrual tension）"として報告したのが始まりである。PMSという名称は，1953年にGreene RとDalton Kによって初めて使われた。それ以降は，世界的にはPMSという名称の方が一般的となったが，わが国では，いまだに月経前緊張症という言葉を使っている医師やマスメディアが多いようである[1]。

3）PMSと抑うつ

　　月経前の抑うつは，PMSの一症状として高頻度に認められる症状である。PMSでみられる抑うつは，通常は軽症であり，特に治療を行わなくとも，日常生活に支障をきたすことなく，月経の開始とともに速やかに消失することが多い。PMSの症状として抑うつを認める患者の割合は不明であるが，筆者の私見では，PMSを呈している女性のほとんどが，程度の差こそあれ，抑うつ症状を経験しているようである。

　　次項で詳しく述べるが，一部の女性では日常生活に支障をきたすほどに抑うつが重症化することがあり，月経前不快気分障害（premenstrual dysphoric disorder：PMDD）と診断される[1]。また，気分変調性障害や大うつ病性障害（うつ病）の患者では，月経前には抑うつ症状が悪化することが多い。

4）PMSの治療

　　PMSは，症状が軽症であれば，通常は治療は行わない。また，有酸素的運動（エアロビクス），食生活の改善，カルシウムやマグネシウム，ビタミンB_6等のサプリメントの補給などで改善することも多い。

　　重症の場合は，漢方薬，抗うつ薬，経口避妊薬（低用量ピル）などによる治療を行う。また，浮腫に対しては利尿薬，頭痛などの疼痛に対しては鎮痛薬というように，PMSの症状に応じた対症療法を行う場合もある。

2. 月経前不快気分障害（PMDD）とは？

　　前述したように，一部の女性では，月経時の抑うつが大うつ病性障害に匹敵するほどに重症化し，日常生活に支障をきたすことがある（生殖可能年齢の女性の約3～8％に認める）。このような場合にはPMDDと診断されるが，近年では，PMSとは別個の疾患として扱われることが多い〔米国精神医学会の精神疾患の診断・統計マニュアル第4版改訂版（DSM-IV-TR）[2]では"特定不能のうつ病性障害"に分類されている〕。

1）PMDDのサイクルと発症年齢

　　PMDDは，月経前以外にはまったく抑うつ症状を認めない女性が，月経の前の数日から1週間程度（ただし，2週間を超えない）の間のみ，大うつ病エピソードの診断基準を満たすほどの抑うつが定期的に現れる場合に診断されるが，PMDDによる抑うつは，大うつ病性障害とは異なり，月経が始まるとともに速やかに消失し，月経の次の週には抑うつが完全に消失する。また，PMDDでみられる抑うつはほとんどが，通常のメランコリー型の特徴を伴う大うつ病性障害とは異なり，過食や睡眠過多などの，非定型の特徴を伴うものであることも特徴である。

　　PMDDの患者は，月経前以外の時期には，PMDDではない他の女性と同様の質の高い生活ができるが，月経前の数日から2週間に

わたり，大うつ病エピソードの患者と同様の重篤な精神症状が出現することにより，仕事（職場），学校，家庭などでの日常生活や人間関係に大きな支障をきたす。

　PMDDの発症年齢には個人差があるが，おおむね20歳台で始まることが多い。未治療であれば，妊娠中や授乳中を除けば通常は閉経するまで，月経の前ごとにPMDDの症状が繰り返し出現することが多いとされている。

2）PMDDの症状

　PMDDの症状は，精神症状と身体症状に大別される。

（1）精神症状

　PMDDの精神症状では，病的なレベルの抑うつや不安などが問題となる。最も特徴的な精神症状は，著しい抑うつ気分である。空虚感を強く抱き，「気分が憂うつである」「何もかもがつまらない」などと訴えることが多い。また，絶望的な気持ちや，「自分は周りの人間と比べて劣っている」「自分はくだらない人間である」といった自己卑下の観念におそわれることもある。通常は著しい病的不安も出現し，強い緊張感やイライラ感も自覚する。

　感情面では，情緒が著しく不安定になり，悲しくなるような場面ではないにもかかわらず突然悲しくなったり，普段より涙もろくなったりする。他人から少し否定的なことを言われただけでも敏感に反応して，泣きわめいたりするようになることもある。また，怒りっぽくなり，些細なことで他人と口論をしたりすることが多くなる。感情のコントロールが不能になってしまったと感じることもある。

　さらに，集中力低下，気力の低下，易疲労感も認める。精神運動制止が強くなり，社会生活上も能率が低下し，仕事や家事ができなくなることもある。

（2）身体症状

　PMDDでよく認められる身体の症状は，睡眠の障害と食欲の異常である。

睡眠の障害は，昼夜を問わず，1日中眠くて仕方がないといった"過眠（睡眠過多）"が出現する。一部のPMDDの患者では，不眠になることもある。昼間は過眠を，夜間は不眠を，それぞれ認めることもある。

食欲は，一般的には過食となる。異常に食欲が出たり，間食（甘いものや炭水化物のみを欲することが多い）が増えたりすることにより，体重増加を認めることもある。一部のPMDDの患者では，食欲不振を認めることもある。

その他の身体症状としては，乳房の疼痛や膨満感，頭痛，関節痛，筋肉痛，腹痛，下腹部の疼痛や膨満感，便秘や下痢，冷えやのぼせ，浮腫，"膨らんでいる"感覚などがみられることがある。

ただしこれらのPMDDの症状は，月経が始まるとともにすべてが速やかに改善し，月経の次の週には完全に消失していることが特徴である。

3. PMDDの診断

PMDDの診断をする際には，精神疾患の診断・統計マニュアル第4版（DSM-IV）または改訂版（DSM-IV-TR）のPMDDの研究用基準案（表1）[2]が最もよく用いられる。

DSM-IVおよびDSM-IV-TRでは，PMDDは"特定不能のうつ病性障害"の1つに分類されており，研究用基準案は巻末の"付録B"の"今後の研究のための基準案と軸"に掲載されている。

なお，2013年に公開予定（2012年5月末日現在の情報）のDSM-5では，PMDDは，"うつ病性障害"のカテゴリーの中の診断名の1つに昇格するようである（DSM-5ドラフトによる）。

PMDDと診断するための条件は表1を参照されたい。A(1)～(3)の"著しい"というのは，どの程度のものをさすのかについては議論のあるところであるが，通常は，抑うつ気分，不安，情緒不安定によって仕事や家事の能率が明らかに落ちているなど，日常生活に支障をきたしていれば，"著しい"と考えてよいと思われる。

表1　PMDDの研究用基準案（DSM-Ⅳ, DSM-Ⅳ-TR）

A. 過去1年間の間の月経周期のほとんどにおいて，以下の症状の5つ（またはそれ以上）が黄体期の最後の週の大半の時間に存在し，卵胞期の開始後2, 3日以内に消失し始め，月経後1週間は存在しなかった（1）（2）（3）または（4）のいずれかの症状が少なくとも1つ存在する。

> （1）著しい抑うつ気分，絶望感，自己卑下の観念
> （2）著しい不安，緊張，"緊張が高まっている" とか "いらだっている" という感情
> （3）著しい情緒不安定性（例：突然，悲しくなる，または涙もろくなるという感じ，または拒絶に対する敏感さの増大）
> （4）持続的で著しい怒り，易怒性，または対人関係の摩擦の増加

（5）日常の活動に対する興味の減退（例：仕事，学校，友人，趣味）
（6）集中困難の自覚
（7）倦怠感，易疲労性，または気力の著しい欠如
（8）食欲の著明な変化，過食，または特定の食べ物への渇望
（9）過眠または不眠
（10）圧倒される，または制御不能という自覚
（11）他の身体症状，例えば乳房の圧痛または腫脹，頭痛，関節痛または筋肉痛，"膨らんでいる" 感覚，体重増加

注：月経のある女性では，黄体期は排卵と月経開始の間の時期に対応し，卵胞期は月経とともに始まる。月経のない女性（例：子宮摘出を受けた女性）では，黄体期と卵胞期の時期決定には，循環血中性ホルモンの測定が必要であろう。

B. この障害は，仕事または学校，または通常の社会的活動や他者との対人関係を著しく妨げる（例：社会的活動の回避，仕事または学校での生産性および効率の低下）。

C. この障害は，大うつ病性障害，パニック障害，気分変調性障害，またはパーソナリティ障害のような，他の障害の症状の単なる悪化ではない（ただし，これらの障害のどれに重なってもよい）。

D. 基準A，BおよびCは，症状のある性周期の少なくとも連続2回について，前方視的に行われる毎日の評定により確認される（診断は，この確認に先立ち，暫定的に下されてもよい）。

4. PMDDの鑑別診断

PMDDと鑑別すべき疾患として，PMSや他の精神疾患の月経前の悪化がある。

1）月経前症候群（PMS）

既述のようにPMSは，軽症の者も含めると，生殖可能年齢の女性の80％に認める。それゆえ，PMDDとPMSの鑑別診断が重要となる。

PMSとPMDDの鑑別は，現在のところ，DSM-IV-TRのPMDDの研究用基準案（表1）[2]を満たすか否かによって判断するが，重症のPMSでは，PMDDとの鑑別が困難となることもある。

実際の臨床現場においては，月経前の症状によって「仕事または学校，または通常の社会的活動や他者との対人関係を著しく妨げている」のか否かによって判断することが多い。すなわち，月経前の抑うつや不安，情緒不安定，過眠などによって，「学校や仕事を休んでしまう」「勉強や仕事の能率が極端に落ちる」「他人との口論や人間関係上のトラブルが多くなる」など，日常生活に支障をきたしている場合には，PMSではなく，PMDDである可能性が高いといえよう。

2）精神疾患の月経前の悪化

すでに精神疾患に罹患している患者では，月経前には抑うつ症状が悪化することが多い（これらは"原疾患名＋PMS"と診断すべき状態である）。PMDDとの鑑別点は，"月経終了後の1週間の間に精神症状を認めるか否か"にある。月経終了後にも何らかの精神症状を認める場合は，PMDDではなく精神疾患の月経前の悪化である。

いずれの精神疾患であっても，生殖可能年齢の女性では，月経前に症状の増悪を認めることが知られている。代表的な精神疾患は，"気分変調性障害"と"大うつ病性障害（うつ病）"であるが，"双極性障害（躁うつ病）""パニック障害""統合失調症"なども，月経前には症状が悪化することが多い。また，"境界性パーソナリテ

ィ障害"の患者も，月経前には問題行動などが，より出現しやすくなる。

(1) 気分変調性障害

　気分変調性障害は，程度の軽い抑うつ症状が2年以上（小児や青年では1年以上）にわたって慢性的に続く疾患である。気分変調性障害の患者では，月経前には抑うつ症状が悪化する。

　生涯有病率が約6％と比較的高いことや，診断閾値下の患者が多いことが知られていること，PMDDと同様に20歳前後で発病することが多いことなどから，鑑別が重要となる。

(2) 大うつ病性障害（うつ病）

　生殖可能年齢の女性では，月経前に大うつ病性障害がさらに増悪することが多い。軽症例では，月経前以外の時期の抑うつ症状が目立たない可能性があることから，鑑別が重要となる。また，双極性障害との鑑別も重要である。

(3) 境界性パーソナリティ障害

　生殖可能年齢の女性の境界性パーソナリティ障害患者においては，月経前にむちゃ食いやリストカットなどの問題行動を起こす頻度が高くなるため，PMDDとの鑑別が必要となることがある。

　PMDDの患者でも，月経前にはむちゃ食いやリストカットなどの問題行動を起こすことがあるが，それ以外の時期には問題行動を起こすことはない。しかし，境界性パーソナリティ障害の患者では，月経前よりは軽症化する可能性はあるものの，月経前以外の時期にも問題行動を起こすことが多い。

(4) その他の精神疾患

　上記以外の精神疾患でも，月経前には症状が悪化することが多い。

5. PMDDの治療

　PMDDの治療は，選択的セロトニン再取り込み阻害薬（selective serotonin reuptake inhibitor：SSRI）をはじめとした抗うつ薬による薬物療法が中心となる。

1）PMDDに対して効果的な治療

　多くのPMDDの患者においては，SSRIによる間欠療法（黄体期のみに薬剤を服用させる）が奏効する。月経が不規則である患者や，間欠療法にて効果不十分の場合には，適宜，継続療法（全月経周期を通して薬剤を服用させる）を行う。SSRIは，わが国においても利用可能なパロキセチン，セルトラリン，フルボキサミン，エスシタロプラムのいずれかを用いる。

　PMDDに対するSSRIの間欠療法に関しては，複数のプラセボ対照のランダム化比較試験などのエビデンス・レベルの高い報告が知られている。

　最もエビデンス・レベルが高い治療薬は，SSRIのうち，パロキセチン（CR錠のみ），セルトラリン，フルオキセチン（本邦未発売）の3剤である。

　次にエビデンス・レベルの高い薬剤は，SSRIのエスシタロプラム，セロトニン・ノルアドレナリン再取り込み阻害薬（serotonin noradrenaline reuptake inhibitor：SNRI）のベンラファキシン（本邦未発売），三環系抗うつ薬のクロミプラミン，経口避妊薬のエチニル・エストラジオール＋ドロスピレノン（適応外処方）などである。認知行動療法も有効ではあるが，即効性はない[3]。

　筆者は，副作用の少なさ等を考慮して，25〜50mg/日のセルトラリン（ジェイゾロフト®）による間欠療法を行うことが多い。服用時刻は，副作用としての眠気が出現しなければ，朝食後の1回のみとしている（眠気が出現した場合には，夕食後の服用としている）。無効例では，75〜100mg/日まで増量したり，継続療法に切り替えたり，10〜20mg/日のパロキセチン（パキシル®）の間欠療法に切り替えたりすることもある。

間欠療法の投与開始日は，基礎体温を測定している患者では高温期に入った1日目であるが，通常は，次の月経開始予定日の14日前としている。ただし，一部に排卵日前後にも抑うつを認める患者もいるため，このような場合には，次の月経予定開始日の17日前から開始する。

間欠療法の投与終了日は，通常は月経開始日であるが，一部にPMDDの症状が月経開始3～4日後まで続く患者もいるため，適宜延長することもある。

PMDD処方例

セルトラリン（ジェイゾロフト®）25mg　1錠　分1×朝食後
（次の月経開始予定日の14日前～月経開始日，最大で100mg/日まで増量可）。

もしくは，

パロキセチン（パキシル®）10mg　1錠　分1×朝食後
（次の月経開始予定日の14日前～月経開始日，最大で40mg/日まで増量可。CR錠では，CR錠12.5mg　1錠　分1×朝食後，最大で50mg/日まで増量可）。

2）間欠療法か？　継続療法か？

間欠療法と継続療法とを比較した研究によれば，有効性に有意な差を認めなかったという報告が多い一方で，間欠療法は忍容性の点で継続療法に劣るという報告もある。

実際の臨床においては，多くのPMDDの症例において間欠療法が有効である一方で，継続療法を行わなければPMDDの症状がコントロールできない患者も少なからずいる。また，月経が不規則かつ基礎体温を測定していない患者では，次の月経の予測がしにくく，やむを得ず継続療法を行うことがある。そこで筆者は，原則として間欠療法を行い，無効例や部分寛解例にのみ継続療法を行うようにしている。

なお，PMDDの症状が出現した日にのみ服用する方法（症状出現

日服用療法）の効果は，一部の軽症例を除けば不確実であるので推奨しない．

3）SSRIが無効もしくは副作用により服用できない場合

PMDDを治療する際の第一選択薬はSSRIである．エビデンス・レベルの高さを考慮すれば，セルトラリンまたはパロキセチンを用いるのが望ましいと考えられるが，無効もしくは副作用により服用できない場合には，エスシタロプラム（レクサプロ®）やフルボキサミン（デプロメール®，ルボックス®）などの他のSSRIを用いることがある．

SSRIが無効もしくは副作用により服用できない場合には，SNRIのデュロキセチン（サインバルタ®）やミルナシプラン（トレドミン®），三環系抗うつ薬のクロミプラミン（アナフラニール®）を用いることがある．

4）PMDDの薬物治療ガイドライン

2011（平成23）年2月，「平成20〜22年度厚生労働省精神・神経疾患研究委託費（20委-1）気分障害の治療システムの開発と検証に関する研究」の分担研究の1つとして，MEDLINEを用いて検索したエビデンス・レベルの高い報告，系統的レビュー，治療ガイドラインを検討し，さらにわが国を代表する専門家の意見を加味した，わが国独自の「エビデンスに基づいた月経前不快気分障害（PMDD）の薬物治療ガイドライン」が作成された[3]．さらにその後，いくつかの薬剤がわが国においても使用可能となったことから，それらの薬剤を追加した改訂版（表2）を作成した．

この治療ガイドラインでは，PMDDの治療に用いられうるさまざまな薬剤の有効性と安全性の検討を行い，各々の薬剤の推奨レベルを，最も推奨度の高い治療法レベルAから最も推奨度の低い治療法レベルDまでの7段階に分類している．実際に治療をする際の参考にされたい．

月経前不快気分障害

表2 わが国の実情にあったエビデンスに基づいた PMDD の薬物治療ガイドライン

第一選択薬

以下の SSRI のうちのいずれか 1 剤

- セルトラリン　　　　50-100mg/日*　　（レベル A）
- パロキセチン　　　　10-40mg/日　　　（レベル A）
- エスシタロプラム　　10-20mg/日　　　（レベル A－）
- フルボキサミン　　　50-150mg/日　　 （レベル A－）

※ 原則として間欠療法（黄体期のみの服用）による治療を行うが，月経が不規則である者や，間欠療法にて効果不十分の場合には，適宜，継続療法を行う（第二選択薬以降も同様）
※ 24 歳以下の患者では，抗うつ薬の投与により，自殺念慮や自殺企図の危険性が増加するという報告や，SSRI の投与により攻撃性が高まる恐れがあるという報告があるため，これらの患者に SSRI を投与するにあたっては，危険性と有益性を考慮する

⇒ 第一選択薬に効果が認められなかった場合や，有害作用によって服用できなかった場合には，第二選択薬を用いる

第二選択薬

第一選択薬として選択しなかった SSRI のうちのいずれか 1 剤

※ SSRI により，重篤な有害作用を認めた場合に限り，クロミプラミンまたはデュロキセチンまたはミルナシプランを選択する

⇒ 第二選択薬に効果が認められなかった場合や，有害作用によって服用できなかった場合には，第三選択薬を用いる

第三選択薬

第一，二選択薬として選択しなかった SSRI，またはクロミプラミン，またはデュロキセチン，またはミルナシプラン

- クロミプラミン　　25-75mg/日　　　　（レベル B）
- デュロキセチン　　20-60mg/日　　　　（レベル B－）
- ミルナシプラン　　50-100mg/日*　　　（レベル B－）

⇒ 第三選択薬に効果が認められなかった場合や，有害作用によって服用できなかった場合には，セルトラリン，パロキセチン，エスシタロプラム，フルボキサミン，クロミプラミン，デュロキセチン，ミルナシプランのうち第一～第三選択薬で選択しなかった薬剤，経口避妊薬（レベル B／B－），アルプラゾラム（レベル C）の中から 1 剤を選択する。なお，経口避妊薬とアルプラゾラムは適応外使用である。また，利用可能であれば，光療法や認知行動療法を考慮してもよい

* 軽症例で PMDD の症状が十分にコントロールされている症例に関しては，25mg/日でも可とする

文献

1) 山田和男：性ホルモンと気分障害関連障害. 臨床精神医学 27：1105-1112, 1998.
2) American Psychiatric Association：Diagnostic and Statistical Manual of Mental Disorders, Fourth Edition, Text Revision（DSM-IV-TR）. American Psychiatric Press, Washington DC, pp.774, 2000.
3) 山田和男, 神庭重信：エビデンスに基づいた月経前不快気分障害（PMDD）の薬物治療ガイドライン. 臨床精神医学 40：217-226, 2011.

（山田和男）

不妊・高齢出産

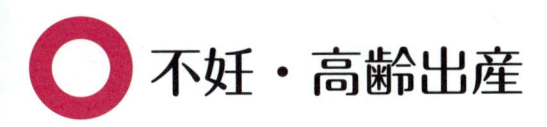

POINT

1. 現代社会における女性の立場と生殖戦略の変遷がもたらした未妊，高齢妊娠，高齢出産の増加。
2. 個体のエネルギーは，健康の維持と生殖活動に等分に用いられるが，心身が不健康な状態では，そのエネルギーはほとんど健康回復に向けられ，生殖能力は低下する。
3. 生殖補助医療（ART）が，難治性不妊の治療に光を与えたが，その一方で肉体的，精神的な負担とリスクの影を投げかけている。

---

1. 人類のライフスタイルと生殖機能の変遷

女性のライフスタイルとメンタルケアを論じるためには，生殖機能のライフスタイルへの関わりと変革を知る必要がある。

1）太古の性

人類の祖先は，約600万年前に類人猿より進化して直立2足歩行を開始した。猿人，原人，旧人を経て，われわれの祖先である新人類（ホモ・サピエンス）が誕生し，集団生活，社会生活に適応する進化を遂げ始めた。生物にとって，生殖機能は固体維持のための社会（家族）形成や種の保存という目的から非常に重要な命題である。

40億年前に蛋白質から単細胞生物が発生し，20億年程前に多細胞生物へと進化し，分裂や萌芽による無性生殖から，雌雄別個体による有性生殖へと進化していった。原始時代の厳しい環境に適応するために無性生殖は明らかに不利であり，多くの生物は環境に適した多細胞生物，高等動物として進化を遂げるために，遺伝的変異が可能な有性生殖を選択したのであろう。

しかし同種の数的優位性を保つためには有性生殖はむしろ不利であり，このために人類は社会を形成して集団生活を営むようになっ

たと考えられる。生命の危険と隣り合わせの狩猟・採取生活を営む社会環境で，集団の維持と集団内の個々の生存権の確立にとって，生殖能力の維持と子孫の繁栄は最も重要な要素であった。

集団生活は生存戦略には有利に働く一方で，集団における女性の生殖戦略には不利な点が多かった。集団竪穴生活では類人猿と同様女性の発情期ごとに乱交・乱婚が通例であり，子どもの親が一体誰なのか，誰が母親と子どもの生存権を保証してくれるのか明確でなかった。このため，女性は常に妊娠・出産・育児のリスクを背負いながら，母児の生存戦略も自己の能力で遂行する必要があった。

2）乱婚から一夫一婦制へ

狩猟・採取生活に限界が生じ，森林や高地の岩山から次第に平地に下りて，食料を求めての移住生活から，やがて一カ所に定住して牧畜や農耕生活を営むようになった。

これとともに女性は生存戦略として，安定した支援を得るため婚姻形態を集団乱婚生活から一夫一婦制に変化させ始めた。女性脳を発達させ，間脳-下垂体-卵巣系による内分泌支配によって，自然排卵型の生殖機能を発達させ，性周期（月経周期）を持つことで発情（排卵期）を不明瞭にしていった。このため，性行動はボノボなどの高等類人猿と同様通年可能になったが，衣服を纏うことで排卵を他のオスから隠し，一定の関係にある相手にのみ，発情期を明確にして性行動をとることによって，完全生殖周期（排卵から出産まで）の回数を削減し，一定の支援が彼女の出産・育児や生存戦略として得られるようになった。すなわち，性行動を生殖戦略の性から社会関係の性へと重点を転換していったのである。

3）Reproductive Health & Rights

近代国家の樹立とともに商工業化社会から現代IT化社会に変革を遂げ，もはや女性にとって性を生存戦略に用いる必要がなくなった。一般社会では，和解の性により家族関係，社会関係は調整されており，生殖のための性は女性の管理下に置かれるようになった（Reproductive Health & Rights）。これに伴う生殖効率の低下もあ

る程度許容されている。また，女性の社会進出に伴い女性自身の判断に基づいてワークライフ・バランスを実行できる社会になりつつある。

　しかしこの現実は，女性の生殖機能にとって本当に正しい選択を可能にしたのであろうか？　現代社会に生きる女性の性と生殖機能（妊娠・出産・不妊）について医学的，社会的，心理学的な面からアプローチしてみたい。

2. 不妊症女性への心理学的アプローチ

　前述したように，女性は完全生殖周期（排卵から出産まで）の回数を削減することに成功したが，通年発情に伴う不完全生殖周期が毎月繰り返されるようになった。このため，無用な排卵に伴って機能性黄体が形成され，哺乳類の中で最も長期な月経期間と，多量な月経血の排出を毎月みるようになった。

　本来，性行動は生殖機能に基づき子孫繁栄と自己生存のための生存戦略のために主に機能してきたわけであるが，社会関係調整的な役割を目的とした性行動には，妊娠・出産・育児への憧れとともに，もしかしたら不妊または産めないかもしれないという潜在的不安が共存する。そのため，毎月の月経開始により漠然とした不安が心理的ストレスとなっている場合がある。

1）未妊から不妊へ

　現代のIT革命の進んだ男女共同参画社会において，知識と経験に基づいた判断力さえあれば，男性の体力や腕力はもはや必要とされる機会は少ない。女性の社会進出が当たり前の社会において，生殖能力を生存戦略のために用いることも必要としない。20歳台女性の70％以上の就業率を認める状況下では，ワークライフ・バランスを社会と家庭がどう調和していけるかが重要な問題になっている。

　新聞のアンケート調査で，独身女性の約75％が「今が一番幸せである」と答えているのに対して，既婚女性では約50％がそう答えているに過ぎない。これらの独身女性の多くが，一生涯子どもは必要

がないと考えているわけではない。いつかは家庭を持ち子どもを育てたいが，それは今ではないという，いわゆる「未妊」状態である。

現代では女性の労働力が求められており，生殖年齢の女性の就労率は高い。さらに仕事への達成感を求めてキャリア志向が強くなり晩婚，晩産化傾向が強まっている。このため，未妊状態が長く続き，加齢による社会性不妊（加齢不妊）が増える傾向にある。社会性不妊とは加齢によって卵巣予備能が低下して不妊状態に陥ることであり，卵巣予備能とは加齢とともに卵巣内に存在する卵細胞（卵子）の数と質が低下することである。

しかし現代女性の多くは，健康であればいつでも子どもを産むことができると思い込んでいる。健康女性の生殖適齢期は約30年間であるが，その間，卵巣予備能は20歳台後半より徐々に低下し，37歳頃より急速に衰え始めると考えられている。女性の初婚年齢が30歳台に近づいている現代では，結婚後妊娠・出産を考え始める時期が30代後半になる傾向にあり，卵巣予備能の低下によって不妊状態になっている女性が多くなっている。加齢による影響は卵巣予備能の低下だけではなく，生殖器官の老化も起こる。生殖器官は長期間排卵周期のみを継続することで，高濃度エストロゲンに暴露される期間が長くなり，エストロゲン依存性の子宮内膜症，子宮筋腫などが発生し，生殖能力にさまざまな影響が出る可能性がある。また，子宮体がん，卵巣がん，乳がんなどのリスクが高くなることで母体の健康が損なわれることもある。

2）生活習慣と不妊

女性特有の性周期（月経周期）は女性の精神身体活動や生活習慣（ライフスタイル）に相互的に関わっており，医学的，心理的，社会的な要因に影響を受けやすい。このためライフスタイルによって起こりうる不妊要因は生殖機能不全のリスク因子と考えられている。なぜならば，女性の妊孕能は卵巣予備能における残存卵母細胞数によって規定されており，卵巣予備能は遺伝的素因と，それぞれの環境要因である生活習慣によって低下速度が変化するからである。

(1) ダイエット

たとえば，思春期に達し初潮を迎えると，異性に認められたい思いが目覚め，外見や容姿を気にするようになり，成熟願望のため背伸びをした行動をとりたがるようになる。極端なダイエットによる痩せや拒食は，ヨーロッパ，米国あるいは日本などの豊かな先進諸国の10～20歳台前半の若い女性に多い。その背景には，スリム願望や社会への不適応などの文化的，社会的要因があると考えられる。わが国でも10～20歳台前半の若い女性に顕著に見られ，4人に1人はBMI＜18.5の極端なやせであるのに本人は自覚していない。さらにやせることを願望するようになると，摂食障害にまで発展する恐れがあり，このような摂食障害は，本人の性格（几帳面で完全主義）や家庭環境，特に家族関係（母娘関係）が強く影響する。体脂肪率の低下は月経異常，卵巣機能不全を併発する。

(2) 喫煙

喫煙習慣も20歳台前半の女性では5人に1人が有しており，女性の喫煙人口は増加傾向にある。しかし，喫煙は女性の卵巣機能を抑制し，妊孕性の低下や早発閉経症を引き起こす。男性にも長期の喫煙によって造精機能の低下や精子DNAの断片化を起こし，男性不妊の原因となる。

(3) 性感染症

性行動の開始は最近ますます低年齢化し，性感染症は低年齢層に広がりをみせている。米国では性的に活発な行動をとる10～20歳台の若者のうち3人に1人は何らかの性感染症に罹患しているとCDCP（米国疾病予防対策センター）が報告している。近年，わが国もこの状況に近づいており，高校生のクラミジア感染率は11.4％，16歳の女子生徒では23.5％に達している。卵管性不妊症では，60％にクラミジア感染の既往が認められ，低年齢層の不妊予備軍の増加が懸念されている。しかし，これらの若者のほとんどは，無防備なセックスをすれば妊娠するかもしれないということは知っていても，それによって性感染症に罹患し，その結果として不妊になるかもし

れないということを知っている者はほとんどいない。

3. 生殖補助医療（ART）に関わる心理的問題

1）不妊症とは

　　生殖機能不全に対する医療的介入は不妊治療と呼ばれ，1978年に体外受精によって児が誕生して以来，生殖に対する人為的介入法の発達は目覚ましいものがある。わが国では，通常健康な夫婦が挙児を希望して，2年間以上経過しても妊娠に至らない場合に不妊症と定義されている。

　不妊症とは，生殖器官の器質的，機能的障害のみが原因とは限らず，全身性の肉体的，精神的疾患に合併することもあれば，治癒後の後遺症として現れる場合もある。心身ともに健全であればその個体のエネルギーは，社会活動のための健康の維持と，種の保存のための生殖活動に等分に用いることができるが，心身が不健全な状態に陥れば，そのエネルギーはほとんど個体の健康の回復に向けられてしまい生殖能力は低下する（図1）。

　不妊症は，不妊であるがゆえの基本的欲求に対する不満からストレスが加わりやすい。不妊状態が長期化すればするほどストレスは強くなり，活性酸素の増加，骨盤循環不全，免疫力の低下などが起

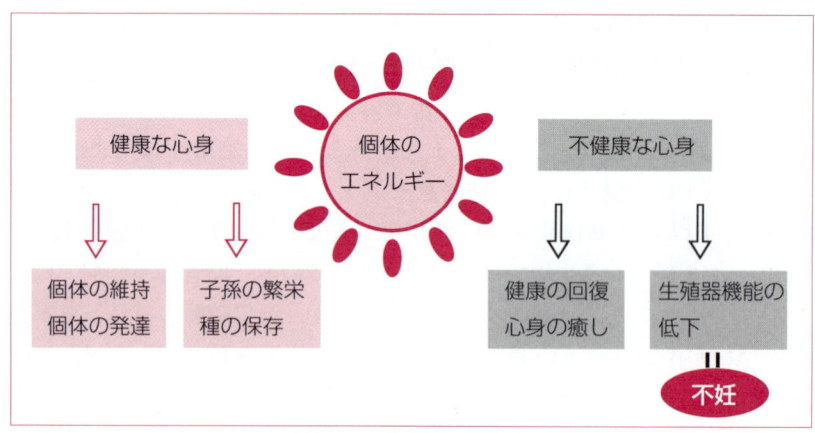

図1　不妊症の病態

こり，内分泌異常や生殖器官の障害を助長する。この結果，不妊状態はますます複雑なものとなり，不妊サイクルは増悪する。

2）不妊治療の問題点

不妊治療は「長期化するほど先の見えない長いトンネルをずっと歩き続けるようなものである」とよく言われるように，難治性不妊は患者カップルにとって，さまざまな問題を生じさせる。

医学的な問題点としては，患者に対して実施する調節卵巣刺激法，麻酔，採卵，胚移植やその他の治療の副作用，合併症，後遺症などがあり，治療によって妊娠しても健常児を出産するまでには，流産，子宮外妊娠などの異常妊娠や早産未熟児，あるいは児の先天異常などの問題をクリアしなければならない。

社会的な問題点としては，医療の高度化に伴って医療費の自己負担率は増加し，ARTは一部助成金が出るが，ほとんど自己負担であり，1回につき平均40万円の高額な出費が必要である。妊娠・出産に成功した場合には育児負担を伴い，もし早産未熟児あるいは多胎児であった場合，負担はさらに増大する。治療に要する期間は，職場環境や周囲の対人関係を困難にし，休職や失業の危機もある。

このような状況下にあって，不妊ストレスによる疎外感，自己否定から家族間葛藤や夫婦関係の悪化，ひいては離婚にいたることも多い。不妊患者は最終目的として，妊娠に成功するまでが全てであると思い込んでいる場合があり，それ以降の出産や育児に対する心構えまで考えが及んでいない。このような場合，マタニティ・ブルーや産後うつになりやすく，また育児ストレスによる児の虐待が，とくに早産未熟児や多胎児の場合に多く見られる。

児の側の心理状態として，ART妊娠・出産の場合，自然妊娠の場合と異なり，自己の出生の人為的介入手段に疑問を感じる場合がある。このような場合，児が理解できる時期に達した時に，両親による十分な説明が重要であり，児を心理的葛藤から解放するカギとなるであろう。

4. 高齢出産のメンタルケア

　社会の少子高齢化に伴い，女性の社会進出は目覚ましく，20代では70％以上が就業していることになっている。30代では結婚，妊娠などの理由でやや就業率は低下するものの，それ以降も職場復帰などでほぼ就業率は高止まりの傾向にある。このような状況において，晩婚化，晩産化傾向はなお止まらず，女性の平均初婚年齢は28.9歳であるし，第一子出産の平均年齢は29.5歳となっている。

　厚生労働省統計情報部によれば，2005年に40歳以上で出産した女性は2万348人で，1958年以降47年ぶりに2万人を超えたことを発表した。同統計によれば，35歳以上の出産が全体の16％に上り，うち第一子出産が3人に1人という状況であった。

　高齢出産のリスクは高齢妊娠に関するリスクと高齢分娩に関するリスクに分けられる。なお，実際の高齢出産では若いうちの妊娠・出産と比べて相対的にリスクが高くなるという意味であり，高齢出産はすべてリスクが高いということではない。

1）高齢妊娠のリスク

　年齢が高まるほど卵子の質が劣化し妊娠しにくくなる。高齢妊娠では，卵子の質が劣化または老化し，染色体異常などが起こりやすくなり，精子も加齢による染色体異常，DNA断片化による影響が確認されている。また，加齢とともに新生児にもダウン症などの染色体異常の発症率が増加する。高齢分娩の最大のリスクは妊産婦死亡の高さである。2004年の米国の報告によると，妊産婦死亡は10万分娩につき8.6％であったが，35〜39歳で2.5倍，40歳以上で5.3倍と上昇していた。本邦での妊産婦死亡については，40歳を過ぎると20〜24歳の妊婦の20倍以上に高まるとの報告がある。また高齢妊娠の場合，母体が危険なだけではなく，流産・早産する危険性が増加する。

2）高齢分娩のリスク

　高齢分娩のリスクは，遷延分娩・分娩停止，分娩時出血量の増加，

産道損傷，帝王切開率の上昇などがあげられる。

　第一子出産が高齢出産である場合は，母体の健康が損なわれる危険性や，流産・早産の可能性が増加する。経産婦が高齢出産を行う場合は，初産婦の場合と比べて母体の健康に対するリスクは相対的に低くなるが，生まれてくる子どもの健康に関するリスク（染色体異常が発生しやすくなることなど）は同じである。高齢出産の増加は，年齢の高い妊婦が安全に出産することが可能になったことを反映するものにすぎない。

　確かに不妊治療などの進歩によって高齢になってからの妊娠も増加はしているが，高齢になるにつれて妊娠を可能とする条件・能力は低下していくという前提条件は変わっておらず，妊娠した女性の負担も決して軽くはないことに留意する必要がある。最近では国会議員の某氏が，40歳からの14回のART治療によっても挙児を得られず，米国で卵子提供を受けて夫の精子によって受精させ，自分の子宮に移植して妊娠したことをマスコミを通じて公表していたが，その後50歳で出産，得られた挙児は重度の奇形を負って生まれ，術後の後遺症も加わって過酷な闘病生活を送っている。いったいこのような事例は自己責任の範疇であると言い切れるであろうか？

　いま40代，50代の多くの女性がこのようなARTによる高齢妊娠，高齢出産を目指している。高齢出産は，経済的に余裕ができてから子育てができるケースも多いなど，社会的には必ずしもデメリットばかりではないが，自己の肉体的・精神的な負担とリスクについては十分に留意する必要がある。また，子どもの将来を考えれば，自己満足では済まされないものがあろう。子どもが成人した時には夫婦は70代の高齢になっているという現実に直面しなければならない。さらに高齢妊娠は児にとっても先天異常のリスクが高く，子どもにとって過酷な状況にいたることも珍しくはない。

　このような現状から，未妊や高齢妊娠，高齢出産に対するメンタルケアの重要性が起こってくる。

おわりに

　つい最近まで産めない女性は「産まず女」「石女」などと陰口をたたかれて，離縁させられたり，夫が外に側室や妾を持って子どもを産ませることが是認される時代があった。まして，生存戦略と生殖戦略が一致する創世記時代には，生殖能力の喪失は生きながらえる術を失い，死を意味するものであった。以前，東京都知事が「女性が生殖能力を失って長生きしているのは無駄」と述べて物議をかもしたが，現代社会にこの論理を持ち込むのは暴言としか言いようがない。

　近年の不妊医療の技術的進歩は目覚ましいものがあり，難治性であった卵管性や男性不妊ですら，容易に挙児を得られるようになりつつある。しかし，不妊医療が進歩すればするほど，それによって派生する問題が，個人だけに留まらず，社会全体に対して影響を与えるようになっている。

　女性の社会貢献は就業率をみても明らかであるが，これに伴う未妊による高齢妊娠・高齢出産は，生殖予備能力を逸脱するようになりつつある。このため，経済力を得た女性は卵子提供などの非配偶者間 ART を希望するようになってきた。このような非配偶者間生殖医療は，モラトリアムの状態で公的には認められておらず，一部の職能集団が自主的に倫理規定を設けて実施しているものである。

　わが国では，人為的生殖による受精卵やそれによって生まれる児に対する，法的，宗教的な権利や規制を求めることは困難であり，少数意見や権利よりもむしろ集団的権利，多数決の論理を尊重する傾向にある。このため，患者個人や不妊カップルの少数意見は反映されにくい。これに対して欧米では，個人の権利は自己責任において，医学的適応範囲が広く認められている。生殖機能の本質である妊娠，出産，育児と，生殖機能の喪失である不妊を，生物・心理・社会的な面から見直す時期が，すでにわが国にも来ていると考えられる。

（久保春海）

妊娠中・産後の精神障害

POINT

1. 妊娠中は精神的に比較的安定した時期であるが，産後は精神障害が発症しやすい。
2. 産後の精神障害には，マタニティブルーズ，産後うつ病，産褥精神病，産後不安障害，既存の精神障害の悪化，などがある。
3. マタニティブルーズ，産後うつ病，産褥精神病では，産後のエストロゲン，プロゲステロンの低下が発症に関与していると考えられる。
4. 妊娠中に起こりやすい精神障害に，妊娠うつ病がある。
5. 妊産婦自身や周囲が，通常の妊産婦の疲労や育児不安と考えて精神障害の発見が遅れることがあり，注意が必要である。

はじめに

　妊娠と出産は，母体に大きな身体的変化をもたらす。子宮や乳房が肥大し，循環血液量は増加する。内分泌系ではエストロゲン（estrogen），プロゲステロン（progesterone）が多量に分泌される。出産後は，これらのホルモンは急激に低下し，身体は非妊娠期の状態に戻っていく。心理的にみても，妊娠・出産は大きなライフイベント（生活史上の出来事）である。新たな生命が宿り，出産し，子を育てる一連のプロセスが女性に与える心理的インパクトは大きい。さらに，妊娠や出産を機に環境や人間関係も変化しやすい。

　妊娠期と産後に分けて精神障害を考えてみると，昔から産後に精神障害の発症が多いことが知られている。一方で，妊娠期は比較的安定しているといわれてきた。たとえば，精神疾患の既往のない女性が産後に精神障害を発症した，あるいはうつ病の患者が，妊娠期は穏やかに経過していたにもかかわらず，産後に悪化した，などはしばしば精神科臨床で遭遇する。

表1　妊娠中・産後の精神障害の分類

妊娠中にみられる精神障害	産後にみられる精神障害
1. 妊娠うつ病 2. プレグナンシーロス（pregnancy loss）	1. マタニティブルーズ（maternity blues） 2. 産後うつ病 3. 産褥精神病 4. 産後不安障害 5. 既存の精神障害の悪化 6. 身体疾患による精神障害

● 妊娠中は精神的には比較的安定しているが，産後は精神障害の発症が多い

そこで時系列は逆になるが，最初により重要な産後の精神障害を解説し，その後妊娠期の精神障害について触れる。

1. 産後の精神障害

産後に起きやすい精神障害に，マタニティブルーズ（maternity blues），産後うつ病，産褥精神病，産後不安障害，既存の精神障害の悪化，身体疾患による精神障害があげられる（表1）。

産後，産褥の用語についてだが，「産褥期」は，分娩が終了してから，妊娠と分娩に伴う母体の生理的変化が非妊娠時の状態に回復するまでの期間をさす。厳密な定義はないが，国際疾病分類第10改訂版（Internal Classification of Diseases-10：ICD-10）では妊産婦死亡を妊娠中または分娩後42日以内と定義していることから，産褥期を42日（6週間）とする考え方がある。「産後」は，より期間が長い概念である。産後6カ月までを産後精神障害ととらえている研究報告も多い。

1）マタニティブルーズ（maternity blues）（表2，図1）

出産直後の一過性の情動不安定な状態をいう。1973年に英国のPitt[1]がマタニティブルーズという名称でまとめた。maternityは妊産婦，あるいはその時期を指し，bluesは憂うつ，気のふさぎという意味である。maternity bluesは産後の憂うつと訳せるが，本邦では原語のまま，マタニティブルーズと呼んでいる。

妊娠中・産後の精神障害

表2 主な産後精神障害の比較

	マタニティブルーズ	産後うつ病	産褥精神病
頻度（本邦）	7〜30%	4〜21%	0.1%
症状	軽度のうつ状態（抑うつ気分，涙もろさ，集中力低下など）	軽度〜重度のうつ状態（抑うつ気分，涙もろさ，集中力・意欲低下，行動の減少など）	急性精神病状態（意識混濁，困惑，錯乱思考，幻覚，妄想など）
発症時期	産後5日以内	多くは産後2〜5週だが，その後の発症もある。	産後2週以内
経過	1〜14日間	数カ月	数カ月
転帰	寛解	寛解が多いが，一部は遷延	ほとんどが寛解
治療	とくに必要なし	薬物・精神療法・環境調整	薬物・精神療法・環境調整
病因	産後のホルモン低下 心理社会的・産科的要因	脳内モノアミンの異常 産後のホルモン低下 心理社会的・産科的要因	脳内モノアミンの異常 産後のホルモン低下 心理社会的・産科的要因
病態	生理的反応に近い	気分障害	統合失調症に近い

　主症状は，抑うつ気分と涙もろさである。とくに，涙もろさはマタニティブルーズに特徴的な症状であり，泣き方は，涙ぐむことから，声をあげて泣くことまでさまざまである。そのほか，不安，緊張，焦燥感（イライラ），意欲低下，集中力低下などの精神症状や，疲労感，動悸，不眠などの身体症状がある。

　発症時期は産後2〜5日目の発症が多い。持続期間は短く，2週間以内で寛解する。産科病棟入院中の産婦が突然不安を訴え泣き出して周囲を心配させたが翌日には落ち着いたというように，1〜2日で終わることもある。英国の助産師は本症を「10日間泣き虫」と呼んでいるが，涙もろさという症状の特徴や持続期間の短さをよく表している。

　頻度は高く，産婦の半数以上にあるとする報告すらある。本邦の報告は7〜30％が多い[2]。

　発症要因として，産後の急激なホルモンの変動が考えられる。ことにエストロゲン，プロゲステロンの低下が影響しているといわれている。マタニティブルーズになった者は，出産前と出産後の唾液中プロゲステロン値の差が大きいという報告があり[3]，プロゲステ

ロンの，出産前から出産後にかけての低下幅の大きさと低下の速さが，マタニティブルーズの発症に関連していることを示唆している。その他の要因では，神経質な性格，月経前症候群，初回妊娠の関連が指摘されている。不妊治療・妊娠合併症・帝王切開・新生児の合併症の有無，在胎期間に関しては，一定の見解はみられない[2]。

持続期間が短く，症状は軽く，発症頻度は高いという特徴と，産後のホルモンの急激な変動が発症に関与しているという点から，精神障害というよりも生理的反応に近いと考えることもできる。症状は軽度であり，症状の持続期間も短いため，特別な治療もせず治ってしまうことがほとんどである。

2) 産後うつ病（表2，図1）

産後に発症したうつ病をいい，産褥期うつ病と呼ぶこともある。症状は一般的なうつ病と同様である。うつ病は，気分，思考，行動の3領域に症状がみられる。気分の面では，抑うつ気分，涙もろさ，不安，焦燥感がみられる。顔の表情は人の感情をよく表すが，うつ病では，表情は乏しく，生気がなくなる。思考面では，思考が遅くなり，集中力や決断力が低下し，悲観的，自責的な考え方になる。産後うつ病では，子どもの健康の心配や母乳の出が悪いことが患者の訴えになりやすい。

悲観的思考が強まると，頻度は少ないが微小妄想（自分を過度に過小評価する）や貧困妄想（貧乏だと思い込む）が出現することがある。また希死念慮がみられることもあり，「死にたいと思ったことはありますか」と希死念慮の有無は必ず確認する。行動面では，行動量が減少し，動作が遅く，不活発になる。家事や育児ができなくなり，外出や人と話すことが億劫になる。声も小さく，会話も少なくなる。希死念慮のある場合は自殺や心中を図る可能性もあり，十分に注意する。そのほか，易疲労感，食欲不振，睡眠障害，頭痛，筋肉痛，胃部不快感，めまいなどの身体症状も出やすい。

発症時期は産後2〜5週までの産後早期の発症が多いが，産後数カ月後に発症する場合もある。経過は2〜6カ月である。一部では，さらにうつ状態が遷延する。

本邦の発症頻度は4〜21%である[4]。マタニティブルーズと診断されたもののうち，5%は産後うつ病に移行するといわれる。

スクリーニング検査としてエディンバラ産後うつ病自己調査票（edinburgh postnatal depression scale：EPDS）が有用である。EPDSはCoxらによって開発され[5]，日本語版は岡野らによって作成された[6]。出産後の疲労など，通常の身体変化がうつ病の症状ととられないように，身体症状の質問は不眠以外になく，項目数も10項目と少ないので，施行が簡便である。産科や保健所の健診でEPDSを記入させ，点数の高い産婦をメンタルヘルス相談などにつなげる機関が増えている。

発症要因は，生物学的要因と心理社会的要因のどちらも重要な役割を演じる。生物学的要因には，うつ病の発症に関連したセロトニン，ノルアドレナリン系の脳内モノアミンの関与があり，その上に産後の急激な内分泌系の変化が加わる。妊娠中，胎盤からはエストロゲン，プロゲステロンが大量に分泌されるが，産後は胎盤の娩出とともに分泌量が急激に低下し，分泌は胎盤系から再び視床下部-下垂体系に戻る。このほかのホルモンも妊娠中と産後にかけて大きな変化がある。妊娠中は9カ月かけてなされた内分泌変化が，産後はわずか1〜2週間でその逆の変化が起きる。いわば内分泌の嵐のような状態になっており，影響を与えると考えられる。エストロゲン，プロゲステロンのほか，プロラクチン，コルチゾール，エンドルフィン，インヒビン，甲状腺ホルモンなどとの関連が指摘されている。産後2〜5週以内の早期発症であるほど，産後の内分泌系の要因が強く影響している。

心理社会的要因としては，出産それ自体が大きなライフイベントである。とくに初産婦にとっては，出産で母親という新たな役割が付与される。自分中心の生活から，「自分が世話をしなければ生きていくことのできない」児を持つ生活へと転換する心理的インパクトは大きく，価値観が一変するような出来事である。さらに出産により，環境が変化しやすく，人間関係のストレスも生じやすい。また，産後の生理的な身体的変化や，育児疲れなども要因となりうる。発症要因に関する研究は数多いが，報告により違いも多い[4]。一定

の見解を得ているものは，うつ病の既往，妊娠中のうつ症状，ネガティブなライフイベント（ストレスフルなよくない出来事），ソーシャルサポート（愛情や協力といった周囲から受ける有形，無形の援助）の不足，夫への不満，神経質な性格（ささいなことを気にし，不安になりやすい），ストレス対処能力の低さである。産科的要因に対しては，一定の見解がみられていない。

治療は，一般的なうつ病の治療と同様に，薬物療法，精神療法，休養，環境調整が基本となる。

(1) 薬物療法

選択的セロトニン再取り込み阻害薬（selective serotonin reuptake inhibitor：SSRI），セロトニン・ノルアドレナリン再取り込み阻害薬（serotonin noradrenaline reuptake inhibitor：SNRI）などの抗うつ薬を投与する。副作用に，嘔気，食欲不振などの胃腸症状が多い。焦燥感が高まる賦活症候群（activation syndrome）がみられることもある。なお，本邦の薬物の添付文書では，向精神薬投与中，授乳は中止ないし避けることと記載されている。

抗うつ薬に，補充療法としてエストロゲンを加えて有効であったという報告もあるが，エストロゲンのレベルとうつ症状の関連については不明な点が多い。エストロゲンには，子宮内膜増殖症や血栓症などのリスクを高め，乳汁分泌を減少させる副作用があり，施行には制限が多い。

(2) 精神療法

受容的な態度で，患者の訴えを傾聴し共感するという支持的精神療法が用いられる。うつ病に限った療法でなく，精神疾患に対する基本的なアプローチ法である。ただ産後は，育児，日常生活，家族との関係など，家庭にまつわるさまざまな問題が生じやすい。患者の話を傾聴するだけでなく，具体的な助言をする，困っていることを患者と一緒に考えるなどの姿勢が大切である。うつ状態にあればなおのこと，現実の問題を深刻に悩んだり，抑うつや不安が強まったりするため，きめ細やかな対応が必要である。通常の外来では，

時間的な制約もあり，すべての患者に適応することは難しいが，認知行動療法や対人関係療法も有効である。

(3) 休養と環境調整

　休養はうつ病の大事な治療である。しかし，乳児を抱えながら，母親が家で休養をとるのは難しい。母親は，昼夜を問わず乳児の世話をしなければならない。頻回の授乳やおむつ替えは身体を消耗させる。夜泣きは浅眠をきたす。育児の一方で家事もこなさなければならない。健常な母親でも産後の育児は大変な仕事であるが，うつ状態にあれば，負担感を大きく認知し，十分に遂行できないことで自責的になり，うつ状態が悪化する可能性がある。このため，夫や親が患者の家事や育児を援助し，休養をとらせる体制づくりを行う環境調整が重要になる。母親の病気を理由に子どもを保育園に入園させれば，その間母親は休養をとることができる。育児困難が強い場合は，乳児対象の児童福祉施設である乳児院に預ける方法もある。入院治療も育児や家事から離れることができ，休養がとれる方法である。そのほか，ストレスになるような具体的な問題を軽減するために，治療者は患者や家族と相談してさまざまな工夫を勧めるべきである。

3) 産褥精神病（表2，図1）

　産褥期に精神病症状を呈する病態をいう。産褥精神病では，意識混濁の症状をとりやすい。軽度の意識障害が背景にあり，困惑（周囲の状況が理解できず戸惑った様子），錯乱思考（まとまりのない考えや会話），情緒不安定などの症状を呈する。軽度の意識混濁で困惑したこの状態を「アメンチア」と呼ぶ。そのほか，興奮，躁状態（爽快で高揚した気分があり，行動が活発になる），抑うつ状態を呈することもある。これらの状態に伴い，幻覚（現実にないものを知覚する。人の声が聞こえるなど），錯覚（あるものを間違って知覚する。天井のしみが動物に見えるなど）や妄想も出現する場合がある。衝動的に自殺や心中を図る危険性もある。病初期には，抑うつ，不安，焦燥感，不眠などを呈し，マタニティブルーズや産後

うつ病との鑑別が難しいことがある。

　ほとんどが産後2週間以内に急性に発症する。本症は、産褥期に激しい症状が急激に出現するが、予後は良好で、多くは数週間から数カ月で寛解する。ただし再発しやすく、いったん寛解した場合も50％は再発し、10％は寛解せずに症状が持続する[7]。幻覚、妄想、意欲低下が目立つ場合は、統合失調症に移行したと考える。発症頻度は0.1％と少ないが、症状が激烈で病態が重いため、注意が必要な疾患である。

　発症要因は、生物学的要因として、前述の産後の内分泌系の変化が関与している。産褥精神病と類似の病態である統合失調症は、脳内モノアミンであるドーパミンの過剰が発症に関与している。エストロゲンはドーパミンに対して抑制的に働くため、産後のエストロゲンの急激な低下はドーパミンの過剰興奮を誘発するのではないかと考えられている。コルチゾールや甲状腺ホルモンとの関連も指摘されているが、一定の見解はない。心理社会的な要因では、ソーシャルサポート不足、夫との関係の悪さ、初産婦などが報告されている。産科的要因については、一定の見解は得られていない。統合失調症様の症状を呈する点からも、産後うつ病に比較して、より生物学的な関与が大きい病態と考えられる。

　治療は、統合失調症の治療に準じた薬物療法が中心となり、精神療法、環境調整も併用する。

(1) 薬物療法

　統合失調症の治療薬のうち、非定型抗精神病薬が第一選択となる。従来の定型抗精神病薬よりも薬剤性パーキンソン症候群、アカシジア、便秘などの副作用が少ないとされる。しかし血糖値の上昇をきたし、糖尿病発症リスクを高める薬物があるので注意が必要である。

(2) 精神療法、環境調整

　産後うつ病と同様に支持的精神療法を行う。病状が激烈であり、意識の混濁もあるので、周囲の状況を的確に判断できず、家事や育児も困難になる。このため家族が協力して本人の負担を減らすよう

にする。平穏な環境が保てる入院治療が勧められる。

4) 産後不安障害

不安障害は不安を主症状とした神経症である。神経症とは，心理社会的要因によって発症する精神障害の総称である。もともと神経質や未熟といった性格にある者が，なんらかの心理的ストレスや葛藤によって発症する。慢性に漠然とした不安が持続する全般性不安障害，パニック発作（突然の激しい不安や動悸）が起きるパニック障害，何度も手を洗う，確認するなどの強迫症状を呈する強迫性障害などがある。産後3カ月における不安障害の有病率は10％といわれる[8]。

以下に治療について述べる。

(1) 薬物療法

不安を軽減する目的で，抗不安薬を用いる。副作用として，眠気，脱力，連用による依存がある。抑うつが認められる場合は抗うつ薬を投与する。

(2) 精神療法，環境調整

神経症においては，薬物療法はいわば対処療法的な治療であり，患者がかかえる心理的問題が解決しない限り，症状が改善しないことが多い。このため，精神療法と環境調整が重要になる。精神療法では，支持的精神療法のほか，認知行動療法，対人関係療法，精神分析療法，家族療法などさまざまな療法がある。ストレス因を軽減するための環境調整も必要である。

5) 既存の精神疾患の悪化

精神障害を有する場合，産後に悪化しやすい。また，かつて精神疾患を患った経験があると，産後に再発することもある。精神障害を有する者が妊娠，出産にいたった場合には，とくに産後に慎重な経過観察が必要である。

6）身体疾患による精神障害

　既存の身体疾患，あるいは出産を契機に身体疾患に罹患して，精神症状を呈することもあるため，注意が必要である。出産後に罹患しやすい身体疾患に甲状腺疾患がある。出産後バセドウ病，潜在性自己免疫性甲状腺炎の出産後増悪等が出現しやすい[9]。甲状腺機能低下では，易疲労感，抑うつ感，意欲の低下，集中力の低下などの症状を呈し，甲状腺機能亢進では，心悸亢進，焦燥感，不眠，疲労感などを呈する。シーハン症候群（Sheehan syndrome）は分娩時の出血により，下垂体機能低下をきたす疾患で，意欲低下，疲労感，食欲不振などの症状を呈する。

2. 妊娠期の精神障害

　妊娠期は比較的情緒が安定した時期といわれてきた。ところが，近年，妊娠期のうつ病が少なくないことがわかってきた。ここでは，妊娠うつ病と中絶後に起きるプレグナンシーロス（pregnancy loss）について解説する。

1）妊娠うつ病

　症状は前述のうつ病と同様で，抑うつ気分，不安，意欲の低下，不眠などである。妊娠初期に多く発症し，ほとんどは出産までに寛解する。ただし，妊娠うつ病を有する者は，その後の産後うつ病の発症リスクを高める。発症頻度は，本邦の報告では16%[10]といわれており，妊娠初期と後期に多い。

　心理社会的要因では，小児期の親との離死別体験，夫との関係の悪さ，住居の狭さなどがある[10,11]。住居の狭さは，子どもが生まれた後，狭い家で育児ができるかという不安の反映であろう。産科的要因では，望まない妊娠，人工妊娠中絶の既往，初回妊娠がある[10,11]。

　妊娠うつ病は，産後うつ病に比べて，より心理社会的要因の強いタイプのうつ病と推測される。治療に関しては，薬物療法はできるだけ行わないようにする。ことに妊娠初期の器官形成期には投与は

妊娠中・産後の精神障害

妊娠前	妊娠中	
不妊治療 月経前症候群 精神疾患 神経質な性格 ストレス対処能力 　の低さ 小児期の親との 　離死別体験	初回妊娠 妊娠合併症 ソーシャルサポート不足 （夫，親などの協力や理解の不足， 　　　　　夫が妊娠に否定的等） 人間関係・周囲の環境の変化や 　ストレス （家族の問題・住居の狭さなど） ネガティブライフイベント 妊娠中のうつ，不安症状	妊娠うつ病

出産	出産後	
初回出産 帝王切開 児の合併症	プロゲステロン・エストロゲンの 　急激な低下 脳内モノアミン異常＊ 産後の疲労，育児疲れ 母乳不安，育児不安 ソーシャルサポート不足 （夫，親などの協力や理解の不足） 人間関係・周囲の環境の変化や 　ストレス	マタニティブルーズ 産後うつ病 産褥精神病 産後不安障害 既存の精神疾患の悪化

＊産後うつ病，産褥精神病で関連する

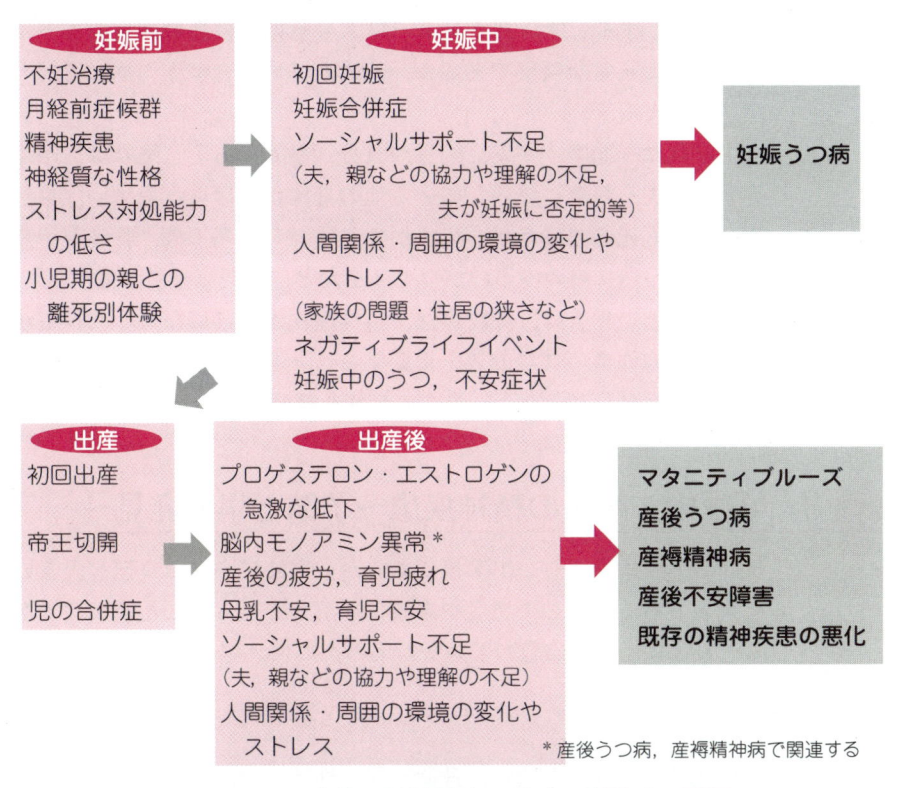

図1　妊娠中・産後の精神障害の発症に関連する要因
（関連に否定的な報告のある要因も含む）

避ける。精神療法と環境調整に重点をおいた治療にする。

以上までの精神障害の発症に関連する要因を図1にまとめた。

2）プレグナンシーロス（pregnancy loss）

妊娠末期にいたるまでに，妊卵もしくは胎児が子宮外に排出されることを妊娠の中絶という。妊娠の中絶には，自然流産，人工妊娠中絶，死産がある。妊娠が中絶し胎児を失った後で，悲嘆（grief），抑うつ気分，不安を呈する状態をプレグナンシーロスと呼ぶ。

大切なものを喪失した場合，悲嘆を経た後で人は初めて喪失を受け入れることができ，このプロセスを「喪の作業（mourning work)」と呼ぶ．プレグナンシーロスも胎児への喪の作業であり，ある意味で正常な反応であるが，悲嘆が強い場合はうつ病に近縁の病態と考える．

主症状は，悲嘆，不安，抑うつ気分，怒りである．怒りは，医療従事者，夫，順調に経過している他の妊婦に向けられやすい．自然流産よりも死産のほうが，症状がより強い[12]．多くは，特別な治療もせずに自然に喪の作業のプロセスをたどり，数カ月で回復する．

症状が強い場合は，薬物療法，精神療法が適応になる．精神療法では，喪の作業のプロセスを援助することを目標に進めていく．次の妊娠は，プレグナンシーロスの症状を軽減する[12]．

3. 妊娠中・産後の精神疾患〜予防と早期発見〜

妊娠出産は喜ばしい出来事であるが，同時に心身の負担も大きい出来事であることを，患者や家族に理解してもらうことが大切である．最後に，精神疾患の予防や対応のために大切な点をあげる．

1) 早期に発見する

睡眠障害，気力の低下，食欲不振，性欲減退，体重減少などは，妊娠中や産後の通常の身体的変化でもみられる．通常のことと周囲も本人も考えて，発見が遅れる危険性がある．産後精神障害では「母乳の出が悪い」ことをきっかけに発症する例が少なくない．また精神的に不安定になると，子育てに自信がなくなり，自責的になりがちである．ところが，健康な産婦でも母乳不安や育児不安はしばしば認められるため，軽く考えて精神障害を見逃す可能性がある．早期に発見して，治療につなげることは重要である．

2) ソーシャルサポートを高める

ソーシャルサポートの不足は，発症リスクを高める要因になりやすい．また，発症後もソーシャルサポートが低いままであると，症状が軽快しにくい．夫や親からのソーシャルサポートを高めるように治療者は働きかけるべきである．家事や育児を手伝う，なるべく

一緒にいるようにする，あたたかい言葉がけをするなどが，患者の心理的な安定につながっていく．

文献

1) Pitt B：'Maternity Blues'. Brit J Psychiat 122：431-433, 1973.
2) 宮岡佳子：マタニティブルーズ；脳とこころのプライマリケア 7 食事と性．中山和彦編．pp.467-475, シナジー，東京，2011.
3) Harris B, Lovett L, Newcombe RG, et al. Maternity blues and major endocrine changes：Cardiff puerperal mood and hormone study Ⅱ. BMJ 308：949-953, 1994.
4) 宮岡佳子：産褥期のうつ状態の早期発見と治療．精神科治療学 24：575-580, 2009.
5) Cox JL, Holden JM, Sagovsky R：Detection of postnatal depression：Development of the 10-item Edinburgh postnatal depression scale. Brit J Psychiatry 150：782-786, 1987.
6) 岡野禎治，村田真理子，増地聡子，他：日本版エジンバラ産後うつ病自己調査票（EPDS）の信頼性と妥当性．精神科診断学 7：525-533, 1996.
7) Pfuhlmann B, Franzek E, Beckmann H, et al：Long-term course and outcome of severe postpartum psychiatric disorders. Psychopathology 32：192-202, 1999.
8) Reck C, Struben K, Backenstrass M, et al：Prevalence, onset and comorbidity of postpartum anxiety and depressive disorders. Acta Psychiatri Scand 118：459-468, 2008.
9) 網野信行，松永秀典，隈　寛二：ホルモン環境の変動と精神機能の変化；特集　周産期精神医学．臨床精神医学 33：1003-1010, 2004.
10) Kitamura T, Shima S, Sugawara M, et al：Psychological and social correlates of the onset of affective disorders among pregnant women. Psychol Med 23：967-975, 1993.
11) 北村俊則：周産期のうつ病：その頻度と発生要因．日本新生児学会雑誌　33：454-456, 1997.
12) Condon JT：Pregnancy loss；Mood Disorders in Women. Steiner M, Yonkers KA, Eriksson E ed. pp.314-351. Martin Duniz, London, 2000.

（宮岡佳子）

● 更年期障害

> **POINT**
> 1. 更年期障害とは，卵巣機能の低下，心理社会的要因および加齢に伴う身体的変化などが複雑に絡み合って発症する，更年期女性の不定愁訴の総称である。
> 2. 更年期女性の抑うつ症状は，ライフサイクル上の大きな過渡期を背景にしている点に特徴がある。
> 3. 更年期障害の診療を行う場合には，人生の大きな過渡期を乗り越えようとしている患者の傍らに立ち，その過程を支えていくという心構えが必要である。

1. 更年期障害とは何か？

1）更年期障害の定義

　更年期は生殖期から老年期への移行期と定義され，閉経をはさむ前後5年ずつの10年間がこれに相当するとされている。この間に卵巣機能は徐々に衰退し，月経は不順となり，やがて閉経に至る。日本人女性の多くは50〜52歳の間に閉経し，40歳未満の自然閉経を早発閉経，55歳以降の閉経を遅発閉経と呼ぶ。

　また更年期にみられる，器質的変化に起因しない症状（不定愁訴）が更年期症状であり，更年期症状の中で日常生活に支障をきたす病態が更年期障害である。更年期症状，更年期障害の主な原因は卵巣機能の低下であり，これに加齢に伴う身体的変化，精神・心理的要因，社会文化的環境因子などが複合的に影響し合って症状が発現すると考えられている（以上，日本産科婦人科学会）。

表1　更年期障害の症状

自律神経失調症状	
血管運動神経症状	急な熱感（のぼせ），発汗，寒気，冷え，動悸
胸部の症状	胸痛，胸部圧迫感，息苦しさ
全身的な症状	疲労感，頭痛・頭重感，肩こり，めまい，睡眠障害

精神的な症状
情緒不安定，イライラ，怒りっぽい，抑うつ気分，涙もろくなる，意欲低下，不安感

その他の症状	
運動器の症状	腰痛，関節・筋肉痛，手のこわばり，むくみ感，しびれ
消化器の症状	嘔気，食欲不振，腹痛，便秘・下痢
皮膚・粘膜の症状	乾燥感，湿疹，かゆみ，蟻走感
泌尿生殖器の症状	排尿障害，頻尿，性交障害，外陰部違和感

2）更年期障害の症状（表1）

　　更年期障害としてあげられている症状は多岐にわたっているが，自律神経失調症状，精神症状，その他の症状に大きく分けて考えることができる。自律神経失調症状の中でも，冷えやのぼせ・発汗を中心とする症状は血管運動神経症状と呼ばれ，女性ホルモンの低下に伴う典型的な症状と考えられている。他方，情緒不安定や抑うつ気分などの精神症状は，女性ホルモンの低下だけでなく，精神・心理的要因や環境要因など複数の背景要因の関与を考える必要がある。その他の症状のうち，関節痛や手のこわばり，泌尿生殖器の萎縮症状などは女性ホルモンの低下によることが多いが，その他の症状については発症機序に不明な点も多い。

3）更年期障害の病態ととらえ方

　　このように更年期障害は症状が多彩で背景要因も複雑であるが，その病態はおおよそ図1のように考えることができる。
　　すなわち，加齢に伴う卵巣機能の衰退が視床下部－下垂体系の機能失調をきたし，それによってさまざまな自律神経失調症状が出現する。これらが更年期障害の中心的な症状である。しかし女性ホルモンの低下は，さらに抑うつ気分や意欲低下・記憶力低下といった

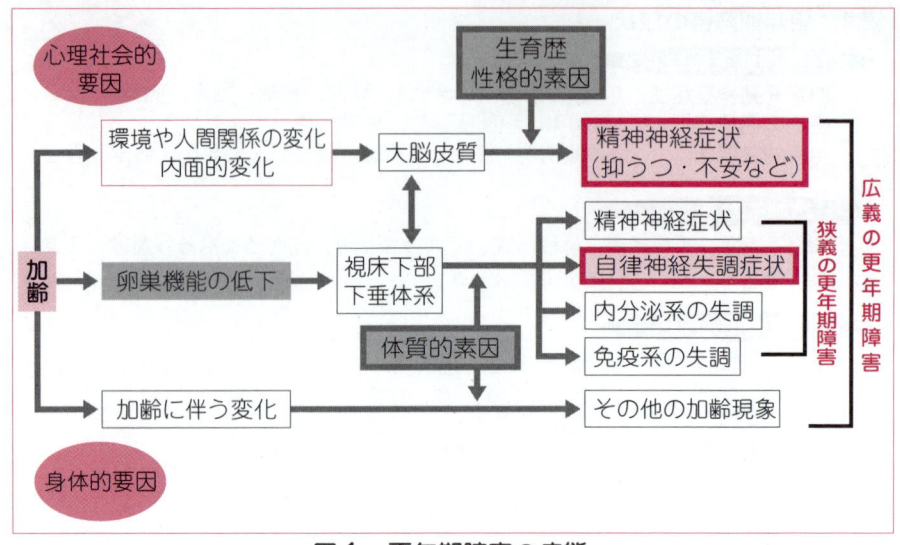

図1　更年期障害の病態

[図の内容]

- 心理社会的要因
  - 環境や人間関係の変化・内面的変化 → 大脳皮質
- 加齢
  - 卵巣機能の低下 → 視床下部下垂体系
  - 加齢に伴う変化
- 生育歴・性格的素因 → 精神神経症状（抑うつ・不安など）
- 体質的素因
- 視床下部下垂体系 → 精神神経症状／自律神経失調症状／内分泌系の失調／免疫系の失調
- 加齢に伴う変化 → その他の加齢現象
- 身体的要因

広義の更年期障害：全体を包含
狭義の更年期障害：精神神経症状・自律神経失調症状・内分泌系の失調・免疫系の失調

精神神経症状を引き起こすこともあるし，視床下部-下垂体系の失調は，卵巣以外の内分泌系や免疫系の機能にも影響を与える。

　一方，更年期は女性をとりまく環境や人間関係に変化が起こりやすい時期であり，それに伴って内面的な部分にも大きな変化が起こってくる。これらの変化は女性の生育歴や性格的素因などと相まって，抑うつや不安，その他の精神神経症状の原因になる。さらにこの時期には，卵巣機能の衰退とは直接関係のない加齢現象も起こり始める。更年期障害とは，これらすべてを包含する多彩な身体的精神的症状の総称といえる。

　これらの症状の全体を「広義の更年期障害」，卵巣機能の衰退が直接の原因である症状を「狭義の更年期障害」と呼ぶこともあるが，実際にはこれらを区別して治療することは難しい場合も多く，何より患者にとってメリットのあることではない。

　更年期障害の診療を行う場合には，治療者の側は，この症候群の複雑さや曖昧さを抱えつつ，人生の大きな過渡期を乗り越えようとしている患者の傍らに立ち，さまざまな手法を用いて患者を支えていく，という心構えが必要である。

2. 一般的な診断と治療

1）診断

　更年期障害の診断は，患者の訴えを更年期障害と考えていいかどうかの判断と，訴えの内容を整理し，その成り立ちを考えていく過程の2つの要素からなっている。

　まず患者の訴えを更年期障害と考えてよいかどうかを診断するためには，患者が更年期にあることと，患者の訴えが不定愁訴であることを確認する必要がある。患者が更年期にあることは，年齢，月経の状態，血中ホルモン値（とくにFSH値）などを組み合わせて判断する。一般的には年齢が40代後半から50代前半，月経が不規則で，血中FSH値が30mIU/ml以上であれば更年期と考えられる。更年期初期ではFSHの上昇がみられない場合もあるが，年齢と月経の状態から更年期を推測することは可能である。一方，月経が順調な若年者や，閉経後5年以上を経て初めて出現した症状を訴えてくる女性の場合は，更年期障害以外の病態をまず考えるべきである。また患者の訴えを不定愁訴と判断するためには，十分な鑑別診断が必要である。更年期女性の訴えは多彩であるため，鑑別すべき疾患も多いが，重大な疾患を見落とさぬよう留意しなければならない。

　患者の訴えを更年期障害と診断したら，次に多彩な症状を整理し，さらに治療に結びつけるために，その成り立ちを推測していく。症状を整理するためには更年期指数が使われる。日本では，クッパーマン女性健康調査表（安部他：三京房），簡略更年期指数（小山），更年期スコア（日本産科婦人科学会生殖内分泌委員会：表2）などが用いられている。いずれも短時間で患者の症状を評価することができ，また継時的に用いることによって治療効果の判定にも利用できる。さらに治療を考えていくために，症状が女性ホルモンの低下に起因しているのか，それとも環境の変化など心理社会的要因の関与がより大きいのかを推測していく。

　女性ホルモンの低下は，血管運動神経症状以外にも，疲労感や意欲低下，睡眠障害，関節痛などの原因になりうるが，血管運動神経症状以外は女性ホルモンの低下に特異的とはいえず，状況によって

第1章　女性のライフサイクルとメンタルケア

表2　更年期スコア

症状		症状の程度		
		強	弱	無
熱感	1．顔がほてる			
	2．上半身がほてる			
	3．のぼせる			
	4．汗をかきやすい			
不眠	5．夜なかなか寝つかれない			
	6．夜眠っても目を覚ましやすい			
神経質・ゆううつ	7．興奮しやすく，イライラすることが多い			
	8．いつも不安感がある			
	9．神経質である			
	10．くよくよし，ゆううつになることが多い			
倦怠感	11．疲れやすい			
	12．眼が疲れる			
記憶障害	13．ものごとが覚えにくくなったり，物忘れが多い			
胸部症状	14．胸がどきどきする			
	15．胸がしめつけられる			
疼痛症状	16．頭が重かったり，頭痛がよくする			
	17．肩や首がこる			
	18．背中や腰が痛む			
	19．手足の節々（関節）の痛みがある			
知覚異常	20．腰や手足が冷える			
	21．手足（指）がしびれる			

（日本産科婦人科学会生殖内分泌委員会：1999）

は他の要因も考える必要がある。心理社会的要因の関与を推測するためには，十分な問診が何より重要である。患者の生活環境や症状が出現した時の状況を知ることにより，その成り立ちが浮かび上がってくることも少なくない。この際，患者の性格傾向や抑うつ・不安の状態を知るために，心理テストを併用するのも有用である。

2）治療

更年期障害の治療は，生活習慣の改善，薬物療法（ホルモン療法，漢方療法，向精神薬，その他），精神療法などを組み合わせて行う。治療法の選択はおよそ図2のように考えられる[1]。すなわち，まず全般的な生活習慣の改善を行い，効果不十分で血管運動神経症状を主とする場合にはホルモン療法を，その他の場合には漢方薬や向精神薬を用いる。さらに症例によっては精神療法を併用する。

更年期障害

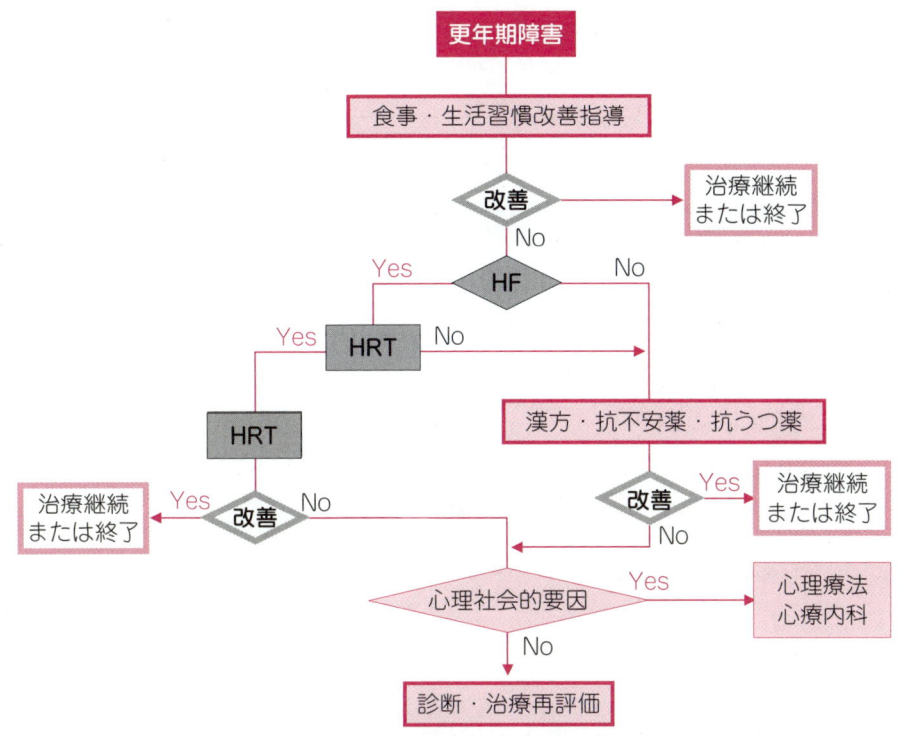

HF：ホットフラッシュ（のぼせなど）　HRT：ホルモン補充療法

図2　更年期障害の治療

(文献1より)

(1) 生活習慣の改善

　食事，睡眠，運動についての指導を行う。食事では，摂取カロリーのコントロール，動脈硬化や骨粗鬆症を予防するための栄養素の摂り方，ビタミン・ミネラルの十分な摂取などが重要である。また更年期女性の睡眠障害は頻度が高く，ホルモン療法や睡眠薬を必要とする患者も多いが，日中の適度な活動，就寝前のリラクゼーションなど，生活面での改善も試みるべきである。さらに更年期以降は，骨量の減少のみならず，筋力低下や関節の障害など運動器の問題が急激に増加する。これらの症状に対する薬物療法の効果には限界があり，日常生活の中に適度な運動を取り入れることが重要である。

- **エストロゲン単独療法**
  （子宮摘出後の症例，またはエストリールのように子宮内膜増殖作用の少ないエストロゲン剤を用いる場合）
  エストロゲン剤

- **黄体ホルモン併用療法**
  （子宮のある症例には，子宮内膜がん予防のため，原則として黄体ホルモンを併用する）

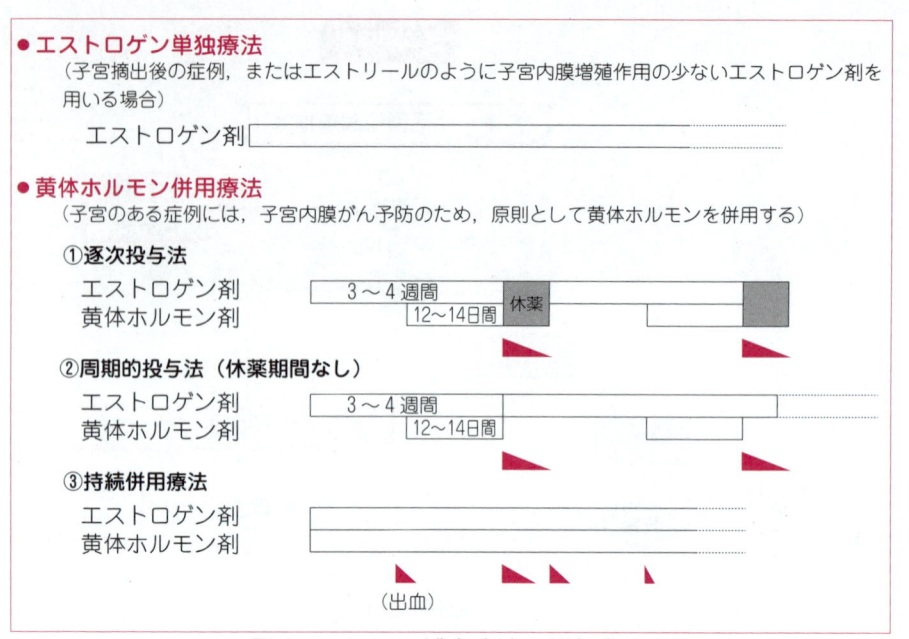

  ①逐次投与法
  エストロゲン剤　3〜4週間　休薬
  黄体ホルモン剤　12〜14日間

  ②周期的投与法（休薬期間なし）
  エストロゲン剤　3〜4週間
  黄体ホルモン剤　12〜14日間

  ③持続併用療法
  エストロゲン剤
  黄体ホルモン剤

  （出血）

図3　ホルモン補充療法の投与方法

（2）ホルモン補充療法（HRT）

　HRTは女性ホルモン（エストロゲン）を補うことによって更年期障害の症状緩和を期待する治療法で，女性ホルモンの低下によって起こる血管運動神経症状が最もよい適応になる。その他，この時期に出現した睡眠障害，筋・関節の症状（肩こりや手のこわばり），抑うつ気分や意欲低下などにも有効な場合がある。

　HRTの効果はエストロゲンによるものであるが，エストロゲン単独の投与では子宮内膜がんが増加するため，子宮のある症例には黄体ホルモンを併用する。また休薬期間をおく方法とホルモン剤を持続的に投与する方法などがあり，出血パターンに違いがみられる（図3）。

　現在本邦で使用できるエストロゲン製剤には，経口薬，パッチ剤，ゲル剤があるが，黄体ホルモン剤は経口薬のみである。エストロゲン・黄体ホルモン合剤には経口薬とパッチ剤がある（表3）[2]。エストロゲンの経口薬は腸管から吸収された後，まず肝臓に作用する

表3　ホルモン療法で使用される主な薬剤

	投与経路	薬剤名	投与量
(1) エストロゲン製剤			
1) 結合型エストロゲン	経口	プレマリン	通常量（0.625mg）
2) 17βエストラジオール	経口	ジュリナ	低用量（0.5mg），通常量（1.0mg）
3) 17βエストラジオール	経皮	エストラーナ	通常量（2日毎に貼付）
		フェミエスト	低用量（2.17mg） 通常量（4.33mg）　いずれも週2回貼付
4) 17βエストラジオール	経皮	ル・エストロジェル	通常量（2プッシュ；1.08mg）
		ディビゲル	通常量（1mg）
5) エストリオール	経口	エストリール，ホーリン	1.0mgを1日1〜2錠
	経腟	エストリール，ホーリンV	0.5mg〜1.0mg/日
(2) 黄体ホルモン製剤			
1) 酢酸メドロキシプロゲステロン	経口	プロベラ	通常量（2.5mg）
		ヒスロン	通常量（5mg）
(3) エストロゲン・黄体ホルモン製剤			
1) 17βエストラジオール＋レボノルゲストレル	経口	ウェールナラ	通常量（エストラジオール 1.0mg，レボノルゲストレル 0.04mg）
2) 17βエストラジオール＋酢酸ノルエチステロン	経皮	メノエイドコンビパッチ	通常量（エストラジオール 50μg，酢酸ノルエチステロン 140μg）

（文献2より）

ため（first pass effect），脂質代謝や凝固系に影響を及ぼす可能性がある。パッチ剤やゲル剤など経皮吸収型の薬剤は，皮膚から吸収されて直接毛細血管に入るため，この影響を回避することができる。

さらにHRTの有害事象として，悪性腫瘍（乳がん，卵巣がん），血栓症，不正出血や乳房症状などがあげられている。なかでも乳がんは，黄体ホルモン併用療法を長期（5年以上）に行った場合にそのリスクが上昇するが，これは併用する黄体ホルモン剤に原因がある可能性が指摘されている。また血栓症は，閉経後年数が経った症例にHRTをはじめて行った場合，比較的早期（2年以内）に起こりやすいことが指摘されているが，これはすでに動脈硬化などの血管障害が進行し始めているためと考えられている。

HRTを行う場合には，このような薬剤の種類や投与法による差異，有害事象についての十分な知識を持ったうえで，患者の既往歴や合併症，ホルモン療法に対する希望や期待などを考慮して，患者ごとに適切な方法を考えていく必要がある。

(3) 漢方療法

更年期障害の治療には漢方薬もよく用いられる。更年期障害は，器質的な異常がなく，体質や気質の関与が大きいため，心身症の要素が強いといった特徴を持っており，漢方療法の良い適応といえる。

漢方薬の処方は患者の体質（「証」）に基づいて行われる。証の診断は八綱弁証法に基づく，「虚実」「陰陽」「寒熱」「表裏」の4対の組み合わせで行うのが基本であるが，ここでは最も基本的な「虚実」の診断に基づいて，更年期障害の諸症状に用いられる漢方薬を示す（表4）。虚証とは，体質虚弱で身体の平衡の乱れに対する反応が弱々しい状態，実証は頑強でたくましく，身体反応も強い状態と考えられる。この状態は個人の中でも経時的に変化するものであり，患者の状態に応じて処方を選択していく必要がある。

(4) その他

HRT，漢方療法，向精神薬などが無効，または使用できない場合に，自律神経調整薬などが使われることがある。

表4 更年期障害に用いられる漢方処方

処方名	虚実	のぼせ	しびれ	冷え	不眠	ゆううつ	易興奮	易疲労	見えにくい	頭痛	耳鳴り	めまい	外陰乾燥
加味帰脾湯	虚				***	**		**					
当帰芍薬散	虚			**		*						*	*
桂枝加竜骨牡蠣湯	虚	***			*	**	*			*			
当帰四逆加呉茱萸生姜湯	虚			***									
甘麦大棗湯	虚	*						**					
四物湯	虚	*		*				*					
温経湯	虚	*		*	*	*		*		*			
八味地黄丸	虚		*	*					*				*
牛車腎気丸	虚		*	*					*	*			*
加味逍遥散	中間	***		*	**	**	*	*		*		*	
女神散	中間	*								*		**	
桂枝茯苓丸	実	**										*	
柴胡加竜骨牡蠣湯	実	*			**	**	*	*		*	*		
桃核承気湯	実	*		*						*		*	
黄連解毒湯	実	*			*	*	**			*			

（文献1より）

3. 更年期女性のメンタルケア〜抑うつ症状を中心に〜

1）更年期女性にみられる抑うつ症状の特徴

　　更年期女性の不定愁訴の中には，精神症状の頻度が少なくない。表5は更年期障害を訴えてきた女性の最終診断をまとめたものであるが，うつ病を主とする気分障害が27.6％，パニック障害を含む不安障害が12.3％という結果になっており，更年期障害の診療を行う上で抑うつ・不安状態が重要な問題であることが示されている[3]。

　　更年期女性の抑うつ症状の成り立ちについては，いまだ不明な点が多い。ハーバード大学の研究グループは，うつ病の既往歴のない女性が更年期に入るとうつ病の発症リスクが高まること，血管運動神経症状がある女性ではとくにその傾向が強まることを報告しており，女性ホルモンの低下がうつ病の発症に関係している可能性を示唆している[4]。しかし，これを否定する報告もあり，米国NIHでは，閉経に伴う卵巣機能の変化が，抑うつや不安，イライラの原因になっていることを示すエビデンスは限られているという見解を示し，ホルモン療法の効果についても十分な結果は得られていないと述べている[5]。また日本でも，日本産科婦人科学会・日本更年期医学会

表5　更年期障害の最終診断

疾患	例数	頻度（％）
自律神経失調症	250	11.3
心身症型更年期障害（含心身症）	342	15.5
エストロゲン失調性更年期障害	573	25.9
気分障害	577	27.6
うつ病	(289)	(13.1)
仮面うつ病	(317)	(14.3)
不安障害	257	12.3
全般性不安障害	(83)	(3.8)
パニック障害	(163)	(7.4)
その他の不安障害	(28)	(1.3)
身体表現性障害	78	3.5
月経前症候群 PMDD	36	1.6
統合失調症・非定型精神病	10	0.5
適応障害・人格障害ほか	41	1.9

（文献3より）

はホルモン補充療法ガイドラインの中で,「HRTは更年期の抑うつ気分または抑うつ症状を改善する」が,「精神・身体症状を有する更年期のうつ病に対するHRTの効果については,まだコンセンサスが得られていない」という立場をとっている。

このように,抑うつ症状は更年期女性にしばしばみられる症状ではあるものの,女性ホルモンの低下が直接的な原因とはいえず,その取扱いは他の時期のうつ病・うつ状態と基本的には同様と考えられている。

それでは,更年期女性の抑うつ症状には特徴はないのかというと,そこには2つの特徴が考えられる。1つは心理社会的な背景に更年期特有の問題がみられることであり,他の1つはホルモン療法が部分的に有効であるという点である。

2) 抑うつ症状の心理社会的背景要因

更年期は生殖期から老年期への移行期と定義されているが,生殖期と老年期を比較すると,身体的な状況のみならず,社会的な在り様や人間関係にも大きな違いがあり,これらの変化に対応するために,更年期の女性は内面的な価値観や心の持ち方を変化させていく必要に迫られる。このような意味で,更年期は女性のライフサイクルの中で非常に大きな過渡期であるといえる。

身体的な面では,更年期以前は月経が順調にあり,妊娠・出産が可能で,女性ホルモンのおかげで肌にも張りがあり,動脈硬化や骨粗鬆症から守られている。自覚的にも,疲労が短時間で回復し,多少の無理がきくという感じがある。しかし,更年期に入ると,以前と同じ活動量でも疲労が激しく,疲労を回復するのに時間がかかり,もう無理はできないと感じられるようになる。また,血圧が上昇したり,コレステロールが上がってきたりという変化が出現し,さらに肩や膝,手関節などに痛みが出るなど,身体のあちこちに加齢の兆しがみられるようになる。やがて更年期を過ぎて老年期に至ると,女性ホルモンによる保護作用はなくなり,皮膚や体形など容姿にも加齢の影響がみられ,生活習慣病や骨粗鬆症,ロコモティブシンドロームなどが顕在化するようになる(図4)。

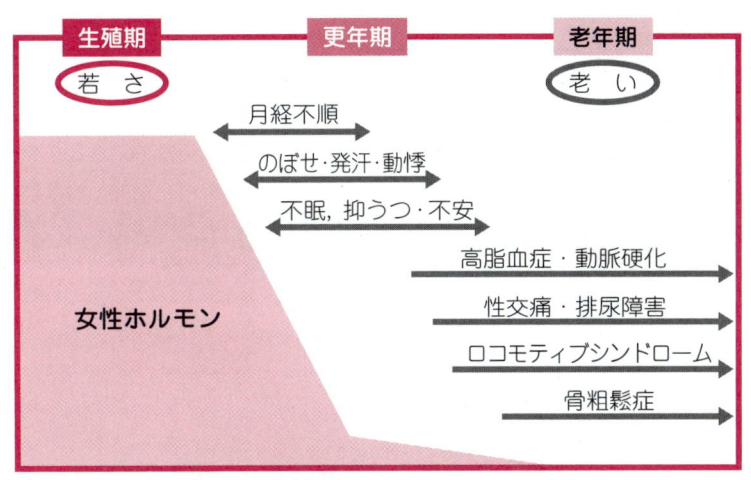

図4 更年期に起こる身体的変化

　また社会的な面では，更年期以前の女性は，妻，母，職業人としての役割を持ち，それに付随する人間関係の中で生きているが，更年期に入るとこれらの役割は徐々に失われ，その過程で家族の問題，介護をめぐる親兄弟との問題，職場の問題，自分や周囲の病気など，さまざまな問題が顕在化してくることが多い。そして，老年期に至ると，親の介護を終えた後に定年後の夫と二人，老夫婦として過ごす時間だけが待っているという状況になる。

　更年期の女性はこの変化のなかで，慣れ親しんだ役割や人間関係を失う喪失感や，老いの実感，将来の不安などを経験する（図5）。

　このように更年期の女性は，生殖期と老年期という全く異質な2つのライフステージの狭間で，さまざまな喪失体験を経験し，家族の問題に立ち向かい，さらに老いを受け入れながら，価値観や適応様式を変化させて，老年期という未知のステージに適応していくという大きな仕事をすることになる。

　このような状況を考えると，この時期に抑うつや不安が起こりやすいことは想像に難くないが，まさにこのライフサイクル上の大きな過渡期を背景にしていることこそ，更年期女性の抑うつ症状の大きな特徴といえよう。

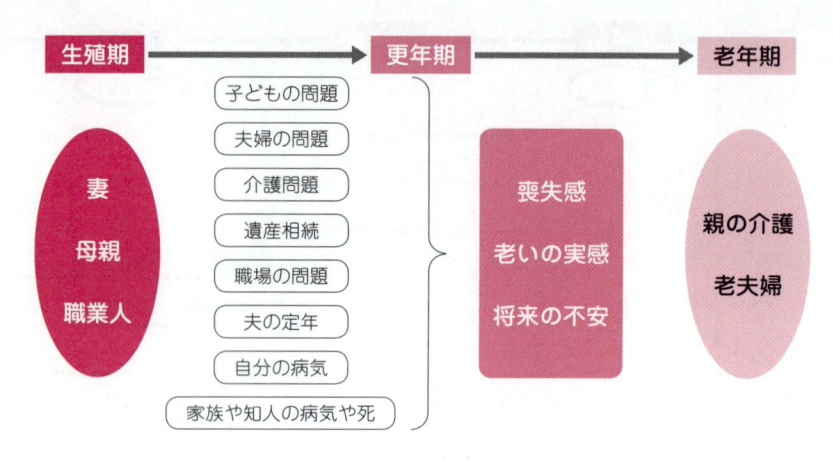

図5　更年期女性が経験する心理社会的変化

3）診断と治療

　抑うつ症状の存在とその重症度の診断は，一般的なうつ病・うつ状態の診断に準じて行う。最近では米国精神医学会のDSM-Ⅳが使われることが多いが，臨床現場では簡易構造化面接法であるMINIなどが便利である（表6）[6]。

　治療については，十分なコンセンサスが得られた指針はまだないのが現状であるが，米国で行われている治療法をまとめたExpert consensus guideline（2001）は，実際的な内容になっている（表7）[7]。

　これによると，更年期女性のうつ病に対するホルモン療法の位置づけは，うつ病の既往歴のない軽症例では第一選択として単独で用いられることがあるが，その他の場合は抗うつ薬との併用での使用が多くなっている。

　抗うつ薬としては，選択的セロトニン再取り込み阻害薬（SSRI），セロトニン・ノルアドレナリン再取り込み阻害薬（SNRI）などが第一選択薬としてよく使われている。

表6　精神疾患簡易構造化面接法（MINI）によるうつ病の診断

A1	この2週間以上，毎日のように，ほとんど1日中ずっとゆううつであったり，沈んだ気持ちでいましたか？　（　いいえ，　はい　）
A2	この2週間以上，ほとんどのことに興味がなくなっていたり，大抵いつもなら楽しめていたことが楽しめなくなっていましたか？　（　いいえ，　はい　）

（文献6より）

表7　更年期女性のうつ病に対する治療ストラテジー

		軽症	重症
うつ病既往歴なし	第一選択	（コンセンサスなし）	抗うつ薬 抗うつ薬＋HRT 　上記のいずれか＋精神療法
	第二選択	ホルモン補充療法（HRT） 抗うつ薬 　上記のいずれか＋精神療法	
うつ病既往歴あり	第一選択	抗うつ薬 抗うつ薬＋HRT 　上記のいずれか＋精神療法	
	第二選択	HRT	

（文献7より）

4）精神療法の考え方

　　　　前述したように，更年期はライフサイクル上の大きな過渡期であり，この時期の女性は身体的・社会的変化に対応しながら価値観や適応様式を変化させ，老年期という次なるライフステージに適応していくという大きな課題を背負っている（図6）。多くの健康な女性たちはこの仕事を自力で行っているが，何かの理由でそれができない場合，そこに抑うつや不安という病態が発生すると考えられる。
　　　　したがって治療においては，薬物療法で症状を緩和することに加えて，彼女たちがこの課題を解決するための手助けをする必要があり，この意味で精神療法は重要である。

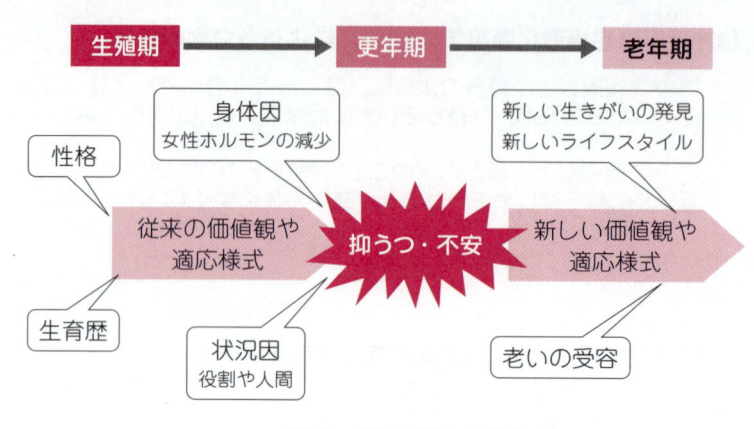

図6 精神療法の考え方

　精神療法の具体的な手法はさまざまあるが，いずれにしても，患者がこの大きな変化に適応できずにいることや，治療のゴールは元の状態に戻ることではなく，新しいライフステージへの適応であるという認識を持つことが重要である。

文献

1) 小牧　元，久保千春，福士　審　編：心身症　診断・治療ガイドライン2006．pp.282-307，協和企画，東京，2006．
2) 日本産科婦人科学会・日本更年期医学会　編集/監修：ホルモン補充療法ガイドライン2009年度版．pp.48-51，杏林舎，東京，2009．
3) 後山尚久：更年期のうつ．臨婦産　65：531-535，2011．
4) Cohen LS, Soares CN, Vitonis AF, et al：Risk for New Onset of Depression During the Menopausal Transition. Arch Gen Psychiatry 63：385-390, 2006.
5) NIH State-of-the-Science Panel：National Institutes of Health State-of-the-Science Conference Statement：Management of Menopause-Related Symptoms. Ann Intern Med 142：1003-1013, 2005.
6) 大坪天平，宮岡　等，上島国利　訳：M.I.N.I.精神疾患簡易構造化面接法．p.23，星和書店，東京，2000．
7) Altshuler LL, Cohen LS, Moline ML, et al：Treatment of Depression in Women 2001. p.55, The McGraw-Hill Companies, MN, 2001.

（相良洋子）

● 中高年期のうつ病と認知症

POINT
1. 女性ホルモンの欠乏とそれに伴う心身の変化，喪失体験，孤独は，中高年の女性にみられる精神疾患と深く関連している。
2. うつ病は女性に多い。若さの喪失，健康の喪失，自立の喪失，人とのつながりの喪失は，中高年女性のうつ病と深く関連している。
3. 中高年の妄想性障害は女性に多い。社会の中での孤立や孤独は，中高年女性の妄想性障害と深く関連している。
4. アルツハイマー病は女性に多い。エストロゲン欠乏がアミロイドβ蛋白のミトコンドリアに対する毒性を高め，病態を促進している可能性がある。
5. 喪失体験や孤独が，軽度認知症の女性にみられる行動・心理症状，とくに抑うつ症状や被害妄想の出現に深く関連している。

1. 女性と中高年期

　中高年期とは，成年期から老年期への移行期を含む人生の後半期であり，年齢的には概ね50歳以降の年代にあたる。女性のライフサイクルにおいて，この年代に深く関わるメンタルヘルスの課題には，女性ホルモンの欠乏とそれに伴う心身の変化，若さの喪失とそれに伴う役割関係や対人関係の変化，健康の喪失と自立の喪失，社会の中での孤立と孤独などがある。

1) 女性ホルモンの欠乏と心身の変化

　女性のライフサイクルに最も深く関連している中高年期の身体的変化は，女性ホルモンの欠乏である。閉経（卵巣からのエストロゲン分泌の停止）は50歳ごろに始まり，その後急速に老化が進行する。月経異常（希発月経，機能性出血，無月経），自律神経失調症状（顔のほてり，のぼせ，異常発汗，めまい），精神神経症状（倦怠感，不眠，

不安, 憂うつ, 認知機能低下), 泌尿生殖器の萎縮症状 (老人性膣炎, 外陰掻痒症, 性交障害, 尿失禁), 脂質異常症と心血管系疾患 (動脈硬化, 高血圧, 肝不全, 脳卒中), 骨量減少症と骨粗鬆症 (腰痛, 脊椎後彎, 橈骨骨折, 大腿骨頸部骨折) はエストロゲンの欠乏と密接に関連する心身の変化である[1]。中高年期の女性は, 男性以上に, 心身の変調が現れやすく, そのこと自体がさまざまな精神疾患の発症しやすさに深く関連している。

2) 若さの喪失

　中高年期になると, 白髪の増加, 皮膚の張りや弾力性の低下, 皺の増加, 視力の低下, 筋肉量の減少, 瞬発力や持久力の低下など, 容姿容貌などの外観の変化や身体機能の変化によって, 自覚的にも他覚的にも「若さの喪失」が認識されるようになる。女性では, 男性以上に,「若さの喪失」が社会の中での役割関係や対人関係の変化に及ぼす影響は大きい。

3) 健康の喪失, 自立の喪失, 人とのつながりの喪失

　さらに高齢になると, 聴力の低下, 記憶力の低下, 意欲の低下, 高血圧症, 糖尿病, 骨粗鬆症, 排尿障害, めまい, 耳鳴り, 疼痛, 転倒, 骨折, 歩行障害, 歯周病, 歯の喪失, 咀嚼機能の障害, 嚥下機能の障害, 虚血性心疾患, 脳血管障害, アルツハイマー病, パーキンソン病, がんなど, さまざまな老年症候群や老年病に罹患するようになり,「健康の喪失」を体験する。

　同時に, 社会生活の中では, 定年退職, 引退, 子の独立, 親しい知人や配偶者との死別によって,「役割の喪失」や「大切な人間関係の喪失」に直面する。疾病の罹患や機能障害は, 外出機会の減少, 要介護状態への移行, 入院や施設入所につながり,「自立の喪失」や「人とのつながりの喪失」をもたらす。

　女性では, 男性以上に「健康の喪失」「自立の喪失」「人とのつながりの喪失」が持つ意味は大きく, それが自己効力感の低下や「社会の中での孤立」「孤独」として自覚され,「生きがいの喪失」や「生きる拠り所の喪失」につながる可能性が高くなる。

4）社会の中での孤立と孤独

女性にとって「社会の中での孤立」や「孤独」が持つ意味は大きい。世界保健機関の「世界の保健統計2011年版」によれば，わが国の国民の平均寿命は男性が80歳で世界第5位，女性が86歳で世界第1位である。男性に比して女性の平均寿命が長いという事実は，女性高齢者が配偶者と死別し，一人暮らしになる可能性が高いということを意味している。後期高齢者人口は今後も数十年にわたって増加し続けるが，その中でも一人暮らしの女性後期高齢者の増加は著しい。「社会の中での孤立」や「孤独」は，女性高齢者のうつ病や妄想性障害，認知症に随伴する行動・心理症状（BPSD）の重要な背景要因になっている。主要先進諸国の中で，わが国の女性高齢者の自殺死亡率が突出して高いことも付言しておきたい。

2. 中高年のうつ病

1）喪失体験と悲哀反応

高齢者では，喪失体験が心身の健康状態に重大な影響を及ぼす場合が少なくない。配偶者との死別後1年以内の高齢者の死亡率が有意に高いという事実は，このことを裏づける重要な知見である。

愛する対象を失うことによって引き起こされる一連の心理過程を「悲哀」と呼ぶ。ボールビー[2]は母親を失った乳幼児の観察を通して，悲哀の過程を，①当惑と怒り，②絶望と悲嘆，③離脱と新しい対象の発見，という3段階に分類した。成人の悲哀の過程はより複雑であるが，基本的にはこの3段階が時間的に重なり合い，複雑に絡み合いながら進行する。"新しい対象の発見"という点では老年期は遅きに失する場合が多く，悲哀反応は停滞しがちである。それでも，多くの高齢者は，さまざまな人とのつながりを通して，それなりに新たな適応を見出していく。

2）うつ病の一般的特徴

しかし，うつ病ではそれがうまくいかない。小此木[3]によれば，うつ病では，絶望と悲嘆に注意が集中し，自分を責め，些細なこと

で深刻な罪悪感を訴え，心身の活動力はすべて低下し，すべてのことに悲観的になり，死を願うようになるという．

　生物学的精神医学では，セロトニンやノルアドレナリンなどのモノアミン神経系の機能障害がうつ病の病態に関連しているとされており，加齢に伴う中枢神経系の変化，とくに脳血管障害，アルツハイマー病，レビー小体型認知症などが，認知症の前駆段階（mild cognitive impairment：MCI）において，うつ病の発症脆弱性を高めるものと推測されている．

3）うつ病の診断

　米国精神医学会の診断基準[4]では，うつ病とは，うつ病エピソードがみられる気分障害の総称である．表1のAに示す9つの症状のうち，(1) 抑うつ気分，(2) 興味または喜びの喪失，のいずれかの症状を含む合計5つ以上の症状が同じ2週間の間に認められ，それによって著しい苦痛または社会的・職業的な機能障害が認められる場合を大うつ病エピソードと呼び，経過中に大うつ病エピソードのみを認める気分障害は大うつ病性障害，大うつ病エピソードとともに躁病エピソードを認める気分障害は双極性障害と診断する．また，少なくとも2週間の抑うつ症状のエピソードがあるが，症状の数が大うつ病性障害に求められている5項目を満たさないものは，小うつ病性障害と診断する．

4）中高年のうつ病の出現頻度と危険因子

　地域疫学研究の文献レビュー[5]によれば，55歳以上の中高年の有病率（重みつき平均値）は大うつ病で1.8％，小うつ病で9.8％，抑うつ症候群全体で13.5％と報告されている．したがって，中高年のうつ病の有病率は概ね10％と考えられる．高齢者のうつ病の危険因子には，身体的機能障害，新たな病気の罹患，身体面の不調，不良な主観的健康感，うつ病の既往，睡眠障害，近親者との死別体験，女性であることなどがあげられている[6]．また，社会的ネットワークの量的側面（対人的な接触頻度が少ない）や質的側面（社会的支援の不足，孤独，家族関係や友人関係の問題）も重要な危険因子と

表1　大うつ病エピソードの診断基準

A 以下の症状のうち5つ（またはそれ以上）が同じ2週間の間に存在し，病前の機能からの変化を起こしている．これらの症状のうち少なくとも1つは，(1) 抑うつ気分，あるいは (2) 興味または喜びの喪失である

　(1) その人の言明（例：悲しみまたは空虚感を感じる）か，他者の観察（例：涙を流しているように見える）によって示される，ほとんど1日中，ほとんど毎日の抑うつ気分
　(2) ほとんど1日中，ほとんど毎日の，すべて，またはほとんどすべての活動における，興味，喜びの著しい減退（その人の言明，または他者の観察によって示される）
　(3) 食事療法をしていないのに，著しい体重減少，あるいは体重増加（例：1ヵ月で体重の5％以上の変化），またはほとんど毎日の食欲の減退または増加
　(4) ほとんど毎日の不眠または睡眠過多
　(5) ほとんど毎日の精神運動性の焦燥または制止（他者によって観察可能で，ただ単に落着きがないとか，のろくなったという主観的感覚ではないもの）
　(6) ほとんど毎日の易疲労性，または気力の減退
　(7) ほとんど毎日の無価値観，または過剰であるか不適切な罪責感（妄想的であることもある．単に自分をとがめたり，病気になったことに対する罪の意識ではない）
　(8) 思考力や集中力の減退，または，決断困難がほとんど毎日認められる（その人自身の言明による，または他者によって観察される）
　(9) 死についての反復思考（死の恐怖だけでない），特別な計画はないが反復的な自殺念慮，または自殺企図，または自殺するためのはっきりとした計画

B 症状は混合性エピソードの基準を満たさない
C 症状は，臨床的に著しい苦痛，または社会的，職業的，または他の重要な領域における機能の障害を引き起こしている
D 症状は，物質（例：乱用薬物，投薬）の直接的な生理学的作用，または一般身体疾患（例：甲状腺機能低下症）によるものではない
E 症状は死別反応ではうまく説明されない．すなわち，愛する者を失った後，症状が2カ月を超えて続くか，または，著明な機能不全，無価値観への病的とらわれ，自殺念慮，精神病性の症状，精神運動制止があることで特徴づけられる

（文献4より引用，一部改変）

して指摘されている[7]．

　うつ病の有病率は加齢とともに高まるが，これは高齢であるほど身体疾患や機能障害の併存率が高まることと関連している．実際，

加齢に関連する交絡因子を統制すると，抑うつ症状と年齢との関連は消失する[8]。うつ病の有病率が女性で高いことは，全世代でみられる傾向である。その要因として，女性は男性よりも心身の不調を訴えやすいこと，抑うつ的なニュアンスの愁訴を表出しやすいこと，援助希求行動が現れやすいこと，といった外見的な理由があげられる場合もある。しかし，「女性ホルモンの変化」「大脳辺縁系の過活動性」などの生物学的要因や「喪失体験や孤独が持つ意味が大きいこと」「ストレス反応が相対的に大きいこと」などの心理社会的要因を，女性におけるうつ病の発症脆弱性と関連づける指摘もある[9]。

5) 老年期うつ病の特徴

うつ病エピソードに一致して認められる認知機能障害は古くから「うつ病性仮性認知症」と呼ばれ，認知症と見誤らぬように注意が喚起されてきた。しかし先述したように，うつ病が認知症の前駆段階で現れる場合も少なくない。実際，一般高齢者よりも，軽度認知障害（MCI）や軽度認知症を有する高齢者のほうがうつ病の出現頻度は高い。後述するように，アルツハイマー病の出現頻度は女性において有意に高いが，このことが老年期うつ病の出現頻度の性差にも関連している可能性がある。また高齢者では，身体的愁訴や心気的不安が目立つうつ病が多いが，それは女性高齢者のうつ病の特徴でもある。

6) 治療

安心できる環境を確保して，十分なゆとりを持って，患者の体験に積極的に耳を傾けること（積極的傾聴）は，治療関係の形成に不可欠である。本人が自分の生活史を回想することは，内的葛藤の解決，喪失体験の緩和，自尊心の回復に役立つ（回想法）。本人や家族の不安を軽減するためにも，うつ病の症状・経過・治療について適切な情報を提供することは重要である。認知機能や感覚機能（視力，聴力）の障害が併存する場合には，より近い位置で，わかりやすい言葉で話すなどの工夫が必要である。

一般に高齢者では，加齢に伴う身体的変化や身体合併症などから

薬物に対する忍容性が低下しており，代謝・排泄能の低下から薬物が体内に蓄積する傾向がある。こうしたことから，便秘，排尿障害，口渇，視調節障害，せん妄，血圧低下，過鎮静，体重増加，頻脈，心伝導障害などの副作用が多い三環系抗うつ薬の使用は回避され，選択的セロトニン再取り込み阻害薬（SSRI）またはセロトニン・ノルアドレナリン再取り込み阻害薬（SNRI）が第一選択薬として用いられる。

　不眠や不安が顕著な場合にはベンゾジアゼピン系の睡眠薬や抗不安薬を併用するが，常用量依存や副作用（認知機能障害，せん妄，ふらつき，血圧低下など）の問題があるために，長期投与には注意を要する。妄想や幻覚を随伴する精神病性うつ病で，抗うつ薬による治療で反応が得られない場合，少量の非定型抗精神病薬を併用することもある。しかし，後期高齢者では薬物副作用のリスクが高いので，多剤併用は可能な限り回避すべきである。

3. 中高年の妄想性障害

1）孤独と迫害妄想

　中高年発症の妄想状態が女性に多いことは，古くからよく知られている。英国の精神科医であるロス[10]は，人格や感情反応が比較的よく保たれた状態で発症する中高年の妄想状態を遅発パラフレニアと名づけた。その特徴は，①女性，②未婚，③高齢，④独居または社会的孤立，⑤難聴，⑥統合失調質または妄想的な人格傾向とされている。ドイツの精神科医であるヤンツァーリク[11]は，精神神経科相談所を訪れた60歳以上の統合失調様症状を呈した患者を調査し，接触欠損パラノイドと呼ばれる症状群を取り出した。その特徴は，①平均発症年齢68.7歳，②男女比では1対20で女性に多い，③病前性格は行動的・活発で対人的には多大な要求を持っている反面，敏感，易刺激的で孤立しやすい，④病像は幻覚・妄想状態を呈し統合失調様である，⑤発病が患者の置かれている対人的孤立状況と密接に関連している，⑥入院，老人ホーム収容など生活状況を変えることにより速やかに治癒する，⑦全経過にわたり，統合失調症

の患者に比べ疎通性が良好である，とされている。

　妄想の内容は被害的・迫害的なものであるが，統合失調症のそれと比べるとテーマは身近である。「他人が家に侵入する」「物を盗む（物盗られ妄想）」「いたずらされる（物の置き場所を変えられる，すりかえられる）」「毒を撒かれる」「近隣住民に迫害される」などが多い。中高年発症の妄想状態が女性に多いことについて，上田[12]は，女性にとっての孤独が男性以上に大きな意味を持つことを強調している。「女性では愛が最高の美徳と言われる」「一緒に生きる連れがいるということが女性の生涯に欠かせない」と島崎[13]は指摘している。

2) 治療

　治療的な関わりでは，孤立状況を改善する方向での心理社会的な対応が重要である。サロンや介護予防教室などの地域活動，デイケアやデイサービスなどの通所サービスの利用によって，妄想が軽減ないし消失することも少なくない。サービス付きの高齢者住宅やグループホームなど，サポートのある住まいへの入居が長期的に再燃・再発を予防する場合もある。こうした心理社会的対応や環境調整によって症状改善が得られない場合には，少量の非定型抗精神病薬が用いられる。

4. 認知症について

1) 一般的概念

　認知症とは，いったん発達した知的機能（認知機能）が，脳の病的変化（器質的障害）によって，日常生活や社会生活に支障をきたす程度にまで，持続的に障害された状態である。つまり，なんらかの脳の疾患（認知症疾患）によって認知機能が障害され，これによって生活機能が障害された状態を認知症と呼ぶ。

　認知症疾患の中ではアルツハイマー病が最も多く全体の 60% 以上を占め，脳血管性認知症，レビー小体型認知症，前頭側頭葉変性症がこれに次ぐ。また，アルコール関連障害，甲状腺機能低下症，正

常圧水頭症，慢性硬膜下血腫，ビタミン欠乏症などは，早期発見・早期治療によって"回復可能な認知症疾患"（treatable dementia）であり，鑑別診断上にとくに留意すべき疾患とされている。

2）出現頻度

　認知症の有病率は年齢が5歳増えるごとに約2倍増加し，後期高齢者では男性よりも女性の有病率が有意に高くなる。アルツハイマー病ではほぼすべての年齢階級において男性よりも女性の有病率が高く，年齢の影響を統制しても女性の有病率は男性のおよそ1.5倍，年間発症率も1.5～1.6倍と推計されている[14]。一方，脳血管性認知症，レビー小体型認知症，前頭側頭葉変性の出現頻度の性差については一致した結果は得られていない。

3）代表的な認知症疾患

（1）アルツハイマー病（Alzheimer's disease：AD）

　神経病理学的に海馬や大脳皮質を中心とする広範な神経細胞の脱落とさまざまな程度の老人斑，神経原線維変化を認める認知症疾患である。老人斑の主要構成成分はアミロイドβ蛋白（Aβ），神経原線維変化の主要構成成分はタウ蛋白であり，Aβの脳内沈着，タウ蛋白の異常リン酸化，神経原線維変化の形成，神経細胞死というアミロイド・カスケード仮説が提唱されている。

　発症は潜行性であり，進行は緩徐である。病初期（軽度認知症）には近時記憶障害が認められ，次第に時間の見当識障害や視空間構成障害が認められるようになる。注意・作業記憶障害や遂行機能障害を伴うことが多い。中期（中等度認知症）になると場所の見当識障害や遠隔記憶障害も認められるようになり，聴覚性言語理解が不良となって，判断力の低下も顕著となる。着脱衣，入浴，食事，排泄，移動など，基本的ADLに介助を要するようになる。後期（重度認知症）には，自分の生活史が想起できなくなり，人物の見当識も障害され，家族のことも認識できなくなる。自発性が著しく低下し，発語も少なくなる。運動機能も障害されて歩行困難になり，日常生活は全介助となる。進行抑制を目的とする治療薬として，コリ

ンエステラーゼ阻害薬（ドネペジル，ガランタミン，リバスチグミン）やNMDAグルタミン酸受容体拮抗薬（メマンチン）を使用することができる。

(2) 脳血管性認知症（vascular dementia：VD）

脳血管障害に関連して出現する認知症の総称である。虚血性脳血管障害に起因するVDには以下の3類型がある。

多発梗塞性認知症（皮質性認知症）：大脳皮質に多発性の梗塞が生じた結果，複数の認知ドメインが障害された認知症。卒中発作によって急性に発症し，階段状に進行する。梗塞部位に一致して，失語，失行，失認，視空間障害，構成障害，遂行機能障害などの高次脳機能障害や運動麻痺が認められる。

戦略的重要部位の梗塞による認知症（局在病変型梗塞認知症）：高次脳機能に直接関与する重要な部位の小病変によって出現する。皮質性と皮質下性に大別され，前者には角回症候群，後大脳動脈症候群，中大脳動脈領域梗塞，後者には視床性認知症，前脳基底部梗塞がある。海馬，帯状回，脳弓，尾状核，淡蒼球，内包膝部・前脚なども重要である。

小血管病変による認知症（皮質下血管性認知症）：画像上，大脳基底核，白質，視床，橋などに多発性小梗塞（多発ラクナ梗塞性認知症）を認めるものと，高度の白質病変を認めるもの（Binswanger病）がある。多くは緩徐に進行し，遂行機能障害，思考緩慢，抑うつ，感情失禁などを認めるが，記憶機能は比較的保たれていることが多い。運動麻痺，偽性球麻痺，パーキンソニズム，腱反射亢進，病的反射，協調運動障害，過活動膀胱などがみられる。

(3) レビー小体型認知症（dementia with Lewy bodies：DLB）

認知症とパーキンソニズムを主症状とし，レビー小体が脳幹のほかに大脳皮質や扁桃核にも多数出現する認知症疾患である。1997年にレビー小体の主要な構成成分がαシヌクレインであることが明らかにされ，αシヌクレイン異常症といった概念も提唱されている。

病初期は，ADと比較すると記憶障害の程度は軽く，遂行機能障害，

注意障害，視空間構成障害など前頭葉・頭頂葉機能に由来する症状が目立つ。注意や覚醒レベルの著明な変化を伴う認知機能の変動は，DLB の中核的特徴であり，日中の過度の傾眠や覚醒時の一過性の混乱がみられることがある。反復して現れる具体的な幻視も DLB の中核的特徴であり，人物，小動物，虫などが多い。幻視は，認知の変動と連動して，注意・覚醒レベルの低下時や夕方など薄暗い時期に起こる傾向がある。幻視以外にも，誤認妄想（誰かが家の中にいると言う，自宅が自宅でないと主張する，妻の顔を他人と見間違える）などの精神病症状や抑うつ症状がしばしば認められる。

　DLB の運動症状はパーキンソン病で一般にみられるものと変わりはないが，対称性の筋固縮と寡動が主体で，振戦が目立たないことが多く，動作時振戦やミオクロヌスがときどき認められる。レム睡眠時に筋緊張の抑制が欠如するため，夢内容と一致する異常行動（大声をあげる，隣で寝ている配偶者を殴るなど）が現れることがある（レム睡眠行動障害）。また，抗精神病薬に対する過敏性がみられ，少量の使用でもパーキンソニズムの悪化や意識障害，悪性症候群を呈することがあるために注意を要する。便秘，神経因性膀胱，起立性低血圧などの自律神経症状も認められ，転倒や失神の原因となるため注意を要する。

(4) 前頭側頭葉変性症 (frontotemporal lobar degeneration：FTLD)

　大脳前方領域に原発性変性を有する非アルツハイマー型変性性認知症疾患の総称である。前頭側頭型認知症 (frontotemporal dementia：FTD)，進行性非流暢性失語 (progressive non-fluent aphasia：PA)，意味性認知症 (semantic dementia：SD) の 3 亜型に分類されている。

　FTD では，前頭葉と側頭葉優位の病変が認められ，性格変化と行動異常を中心とする臨床症状が潜行性に現れ，緩やかに進行する。早期から社会的対人行動の障害（反社会的・脱抑制的言動，考え無精，立ち去り行動など），自己行動の統制障害（自発性低下，不活発～過活動，落ち着きのなさ，周遊行動など），情意鈍麻（無関心，優しさ・

共感・思いやりの欠如など），病識欠如（精神症状に対する自覚の欠如，その社会的帰結に関する無関心など）が認められる。

　PAでは，優位半球のシルビウス裂周囲に比較的限局する病変が認められ，非流暢性の表出性言語障害が目立つ。発語は努力性でスピードが遅く，抑揚がない話し方，とぎれとぎれの発語，失文法，音韻性錯誤，換語障害などが認められる。SDでは，優位半球の側頭葉前方に限局性病変を認め，病初期に換語困難となり，失名辞が出現する。その後，徐々に語義失語を呈し，「鉛筆」のような誰でも知っているはずの物を見せても呼称ができない。発語は流暢性で，復唱も良好。音韻性錯誤は少なく，意味性錯誤が認められる。また，表意文字である漢字の書字・読字の障害が認められ，熟字訓ができない。

4）女性のライフサイクルと認知症

　アルツハイマー病が，男性に比して女性において出現頻度が高い理由については，女性の教育歴が相対的に低いこと，アルツハイマー病の危険因子とされている肥満や糖尿病の出現頻度が女性において高いこと，これらの因子が認知症発症に及ぼす効果も女性においてより高いことなどが指摘されている[15]。また，女性ホルモンとの関連が注目されており，閉経後のエストロゲンの欠乏がコリン作動性神経システムの機能を低下させること，アミロイドβ蛋白のミトコンドリアに対する毒性を高めることなどが明らかにされている[16]。

　認知症にみられるBPSDにも性差が認められており，男性では攻撃性の頻度が有意に高いのに対し，女性では抑うつ症状の頻度が高い[17]。幻覚や妄想の出現頻度の性差について一定の傾向はみられないが，物盗られ妄想は女性に多いようである。

　認知症の場合にも，「自立の喪失」や「孤独」は，男性よりも女性においてより大きな意味を持つように思われる。認知症初期の女性高齢者にみられるBPSD，とくに抑うつ症状と妄想の背景には，認知機能低下に伴う喪失感と深い孤独感，社会の中で孤立し，一人老いゆくことへの強い不安があるのではないかと思われる。

文献

1) 宮尾益理子:内分泌代謝系の加齢変化. 大内尉義, 浦上克哉編 老年医学の基礎と臨床Ⅰ. pp.106-118, ワールドプランニング, 東京, 2008.
2) Bowlby J : Processes of mourning. International Journal of Psychoanalysis 42 : 317-340, 1961.
3) 小此木啓吾:対象喪失. p.184, 中公新書, 東京, 1979.
4) American Psychiatric Association : Diagnostic and statistical manual of mental disorders. 4th edition. (高橋三郎, 染谷俊幸, 大野 裕訳 DSM-Ⅳ-TR 精神疾患の分類と診断. 医学書院, 東京, 2002).
5) Beekman ATF, Copeland JR, Prince MJ : Review of community prevalence of depression in later life. Br J Psychiatry 174 : 307-311, 1999.
6) Cole MG, Dendukuri N : Risk factors for depression among elderly community subjects : A systematic review and meta-analysis. Am J Psychiatry 160 : 1147-1156, 2003.
7) Vink D, Aartsen MJ, Schoevers RA : Risk factors for anxiety and depression in the elderly : a review. J Affect Disord 106 : 29-44, 2008.
8) Blazer DG : Depression in late life : review and commentary. J Gerontol A Biol Sci Med Sci 58 : 249-265, 2003.
9) Piccinelli M, Wilkinson G : Gender differences in depression. Br J Psychiatry 177 : 486-492, 2000.
10) Roth M : The natural history of mental disorder in old age. J Ment Sci 101 : 281-301, 1955.
11) Janzarik W : Uber das Kontaktmangelparanoid des hoheren Alters und den syndromcharakter schizophrenen Kranksein. Nervenarzt 44 : 515-526, 1973.
12) 上田宣子, 林 三郎, 高内 茂:対人接触欠損妄想症(Janzarik)について. 精神医学 20 : 709-717, 1978.
13) 島崎敏樹:孤独の世界. p.113, 中公新書, 東京, 1977.
14) Gao S, Hendric HC, Hall KS, et al : The relationship between age, sex, and the incidence of dementia and Alzheimer disease. Arch Gen Psychiatry 55 : 809-815, 1998.
15) Azad NA, Bugami MA, Loy-English Ⅰ : Gender differences in dementia risk factors. Gender Medicine 4 : 120-129, 2007.
16) Vina J, Lloret A : Why women have more Alzheimer's disease than men : gender and mitochondrial toxicity of amyloid-β peptide. J Alzheimer's Disease 20 : 527-533, 2010.
17) Lovheim H, Sandman PO, Karlsson S, et al : Sex differences in the prevalence of behavioral and psychological symptoms of dementia. Int Psychogeriatrics 21 : 469-475, 2009.

(粟田主一)

● 舌痛症

> **POINT**
> 1. 舌痛症は，器質的原因が乏しい口腔内の慢性疼痛である。
> 2. 中高年の女性に多い。
> 3. 抗うつ薬が有効な例が多い。
> 4. 心身症的色彩が強いが，あくまで「からだの病気」扱いするほうがよい。

1. 舌痛症とは

　舌痛症（glossodynia/burning mouth syndrome）は，「器質的変化がみられないにもかかわらず持続性の舌の痛みを訴える病態の総称」と定義されている[1]。古くて新しい病態で，わが国では大正時代の口腔外科の教科書に「検査ヲシテモ何物ヲモ発見シ得ズ，患者一人デ痛イ痛イトハ釜シク言フノデ実ニ閉口スル」などと本症について詳細に述べられている[2]。

　臨床的特徴としては，舌や口唇など口腔内の「ヒリヒリ」「すり切れるような」痛みや「やけどをしたような」「燃えるような」灼熱感として表現されることが多い。本人が表現に困り「しびれ」といった曖昧な訴えになることもある。部位は「舌の先」や「真ん中」が痛いと訴える患者が多いが，1日のうちでも移動したりする。食事のとき，または何かに熱中しているときは痛みを忘れていることが多い。また口腔乾燥感やザラザラ感あるいは味覚異常を併発している場合も多い。歯科治療を契機に発症することもしばしばある。しかし，歯の研磨や消炎鎮痛剤，ステロイド軟膏，ビタミン剤などはほとんど無効である。

　本症患者では，身近にがんで入院した者がいるなど，根底に舌がん罹患に対する不安が強い場合もある。このような場合，患者が申告しなくても，こちらから「がんではないかとご心配ですか？」と

問うと「まさにそうです」といった反応をし，がんではないことを保証すると安堵する．発症後5年間で3％の患者が自然軽快するという報告もあるが，臨床的には10年20年我慢していたという患者も珍しくない．

　器質的所見を欠くがゆえに，またその訴えが多彩であるがゆえに，本症は心身症としての対応が強調されてきた．一方であまりに心理的側面が強調されすぎ，本症を忌避し，短絡的に精神科や心療内科へ受診させる歯科医師も散見される[3]．

　一方，患者自ら耳鼻咽喉科，皮膚科，内科などを受診することも多いが，「口内炎」などと即断され，的確な診断・治療を受けていないことがしばしば経験される．結局ドクターショッピングを繰り返したり，遷延化してしまう症例も少なくない．40歳台以上の女性が圧倒的に多いのが特徴的で，婦人科領域でもしばしば経験される疾患と思われる．

　本節では，本症の臨床像や診療の実際について概説したい．

2. 臨床的特徴

　舌痛症は，原因不明の舌のヒリヒリ，ピリピリした灼熱痛が持続することが主症状で，味覚異常や「ザラザラする」といった口腔内の異常感を伴うこともある．痛みの強度は軽度から重度までさまざまであるが，「我慢できないことはない」と述べる患者が多い．痛みは日内変動があり，午前中より夕方・夜にかけて増悪する患者が多い．一方で痛みのために食事ができないとか，夜間覚醒するということはほとんどない．好発部位は舌尖部や舌縁部であるが，移動性があり，しばしば「舌全体が痛い」と訴えられる．歯科治療後に発症することも多く，患者は原因を歯科治療に求めやすい．その結果，歯科治療の障害となったり，無定見な処置が繰り返され，トラブルに発展することもある（図1a，b）．

　依然としてその本態が「見えにくい」病気であるため，さまざまな言説が飛び交ってきたが，疾患概念としてはほぼコンセンサスが得られている．

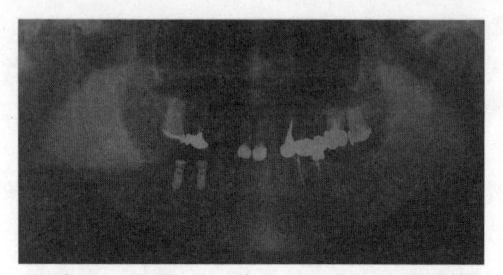

図1a　歯科インプラント術後の舌痛症
術後の原因不明の疼痛のため，歯科治療中断を余儀なくされている。

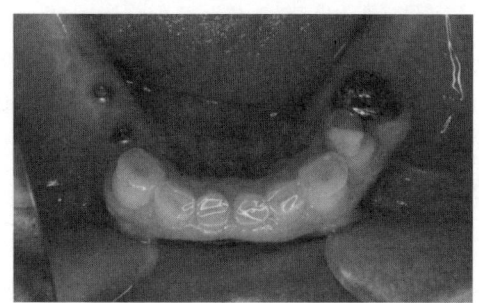

図1b　口腔内写真
治療途中のインプラント体が確認できる。

　本症の臨床的特徴については，以下のようにまとめられる。
(1) 40代から60代の女性に多い[5]。
(2) 部位は舌尖，舌縁に多い。
(3) 発症時の状況は歯科受診後が多い。
(4) 発症後，多数の医療機関を転々とするが，満足のいく治療は受けられていない。
(5) 舌がんを心配している患者が多い。
(6) 摂食時には，ほとんどの症例で痛みが消失あるいは軽減する。
(7) 抗うつ薬で改善する症例が多い。
　また，消炎鎮痛剤や含嗽剤などが無効であること，午前中より午後にかけて悪化することが多いこと，痛む部位がしばしば移動すること，「舌をどこに置けばよいのかわからない」といった訴えなども，他の器質的疾患と一線を画す特徴である。

3. 診断について

　舌痛症については前述の臨床的特徴を踏まえて，表1の4項目からなる診断基準が用いられることが多い。

表1　舌痛症の診断基準

1) 舌に表在性の疼痛あるいは異常感を訴えるが，それに見合うだけの局所あるいは全身性の病変が認められない
2) 疼痛あるいは異常感は，摂食時に軽減ないしは消失し，増悪しない
3) 経過中に以下の3症状のうち少なくとも1症状を伴う
    i) がん恐怖
    ii) 正常舌組織を異常であると意味づける
    iii) 舌痛症状を歯あるいは義歯などと関連づけて訴える
4) うつ病，統合失調症などの内因性精神障害に基づく症状ではない

　具体的な診断プロセスとしては，
1) 慢性持続性舌痛の有無の確認
2) 舌の器質的疾患の否定
3) 臨床検査値が正常であること

などの確認とともに，
1) 摂食・談話時の舌痛の消失
2) 神経症的傾向が強く，自律神経が不安定
3) 口腔内処置が発症の契機となることが多く，背景に不安・恐れが存在する

といった診断基準があげられている。

　このように通常の理学的所見や臨床検査所見と医療面接を中心に，心理テストを補助的に使うことで診断が可能となる。現在，多くの施設でもほぼこのような診断法が踏襲されている。

4. 舌痛症の検査

　舌痛症患者の性格特性については，真面目で几帳面な患者が多いことが知られており，ロールシャッハテスト，MMPI などの心理テストによって詳細に検討されている。舌痛症患者の平均的 MMPI 臨床尺度プロフィールでは，心気症尺度，抑うつ性尺度，ヒステリー尺度が高値を示したが，全体としては全ての尺度の T-score は 40 〜 70 の間にあり，著しい異常値を示す尺度は認められなかったとされている。本症患者に著しい人格の偏りや，いわゆる精神障害の範疇に含まれる者は少ないという臨床的実感が裏づけられている。

　局所および全身的要因については，本症と鉄欠乏性貧血，カンジダ症などの器質的疾患との鑑別診断が詳細に検討されている。その結果，他覚所見を欠く舌の疼痛は心因のみならず，カンジダ症，鉄欠乏，機械的刺激といった器質的な要因が原因し，少なからず（対象の 10%）両者は合併していた。よって末梢血検査では，舌痛の鑑別のために総鉄結合能およびフェリチン，とくに後者が鉄欠乏を検索するのに有用であると考えられている。

　また中高年の女性に多発するため，更年期障害と舌痛症の関係については，以前より関心がもたれてきた。しかし，とくに検査上は異常を認めなかったり，ホルモン補充療法にて更年期障害が改善しても舌痛症は不変という症例が多かったりするなど，女性ホルモンとの関係は検討の余地が残されている。

　以上のように，本症は心理面からの評価だけでなく，心身両面からの評価・診察を必要とする。

5. 舌痛症の疫学

　舌痛症は，海外では Burning mouth syndrome（BMS）と呼ばれることが多い[4]。BMS の有病率に関しては多くの調査が行われている。BMS の診断基準を満たす口腔内の「灼熱感」については 3.7 % から 7.9% の有病率が報告されている。わが国では，このような BMS の有病率に関する調査は実施されていないが，潜在的に非常

に多くの本症患者がいることが推測される。

　わが国では，本症は歯科心身症の代表的疾患として認知されており，歯科心身症のなかでも最も有病率が高いことが指摘されてきた。口腔外科外来の34.1〜40.0%が本症であったとする報告をはじめ，歯科領域では本症患者の受診率の高さを指摘する研究が多い[5]。

　本症は中高年の女性に多いことが知られており，30歳未満の女性はまれである。世界的にも男女比は概ね1：4であることが共通して報告されている。この極端な性差が何を意味しているのかは不明のままであるが，なんらかの生物学的背景が窺われる。

6. うつ病の合併率

　舌痛症患者の20〜25%にうつ病の既往がある[6]。照会すると精神科主治医からは「うつ病は寛解している」と言われることが多い。このように，うつ病の回復期や再発の前駆症状として口腔内の不定愁訴が出現してくる患者は少なくない。逆に，舌痛症から本格的なうつ病に移行する例もまれにある。うつ病と合併した舌痛症は抗うつ薬への反応が不安定で治りが悪い印象がある。口腔内の愁訴に捉われるあまり，うつ病を看過してしまい，じくじたる思いをした経験もある。うつ病と舌痛症との関連については，薬剤反応性も含め，その生物学的基盤についてさらなる検討が必要と思われる。

7. 治療について

　舌痛症の治療については，一般心理療法（簡易精神療法）と抗うつ薬を中心とした薬物療法が主体を占めている。一般心理療法とは保険用語で，患者への受容，支持，保証の上に良好な治療関係を築き，心理的影響を効果的に与えて，不安や葛藤を除去し，情緒の改善，洞察へと導く治療とされている。

　従来は自律訓練法などの技法が多用されてきたが，歯科診療のスタイルになじみにくく，近年では報告は少なくなっている。行動療法や認知療法の有効性も報告されているが，特別な技法を適用しな

くても，医療従事者がその専門性を活かしながら，一般心理療法などを基に対応することで，本症患者にはかなりの治療効果をあげられることがわかっている。

1）診察時の注意

　舌痛症に対しては，症状を「精神的なもの」「心理的なもの」と即断すると対応を誤る。いかにもそのように見えても，あくまでも「身体の問題」として対応するほうが治療関係を構築しやすい。患者が何科を受診しているのか，ということに改めて注意が必要である。患者本人が身体的疾患だと信じているときに，「異常はありません。何かストレスはないですか」などと安易に心理社会的情報の入手を開始すると反発を買うことが多い。「何も悪いところはないのに自分で勝手に病気をつくっている」といったメッセージになりかねないからである。器質的異常がないという保証でも，伝え方に配慮が必要である。病院にまで来るほど患者の苦痛は大きいととらえ，まずは安心感を与えるような伝え方が望ましい。

　「異常はない。精神的なもの」という説明は，患者にとって「拒絶された」印象を与えやすい。このような言葉は暗に「あなたの問題だから自分でなんとかしなさい」というメッセージとして伝わり，医療不信を招いてしまう可能性がある。その意味では，舌痛症という患者が納得できる「病名」をつけてあげることも大事である。舌痛症を「からだの病気」として対応することで，患者が大手を振って健康の回復をめざすことが可能となる。

　前述のように本症を忌避し，短絡的に精神科や心療内科へ受診させる歯科医師も散見される。しかし，精神科に紹介された患者のほとんどは一度も紹介先を受診しない。また仮に受診したとしても，数回でドロップアウトしてしまうことが多い。

　逆に最初からいきなり「過去のトラウマ」「お家事情」などを持ち出されたとしても，あまり心理面には深入りしないほうが治療的なことが多い。とくに過去の治療歴を被害的にとらえている患者の場合は，語れば語るほど後悔や恨みの念を募らせていくことがしばしばある。「続きは次回にでもお伺いしましょう」と切り上げる。

身体科医としては，「疲れ」や「睡眠不足」などの体調に関する質問は比較的しやすい。睡眠の確保や疲労をためないこと，あるいは食事などの生活リズムを整えることなどの生活指導の中で，体調が整ってから患者自らが心理・社会的な問題を語り始めるのを待つほうが好ましいのではないかと思われる。

　歯の問題は，周囲の理解や同情が得られにくい。「歯ぐらいでなぜそこまで？」と周囲から責められることも多い。ありありと体験される苦痛に「誰にもわかってもらえない！」と苛立ちを募らせている患者は少なくない。

　よって，一見わけのわからない「不定愁訴」と思われても，根掘り葉掘り心理社会的因子を詮索するのではなく，身体の話をしている過程で，自然と患者から「こころの問題」が語られるという治療関係が理想的と考えている。身体科医としては，なるべく"浅い切開"で済ませるような対応のほうが，患者は安心するように見える。

2）薬物療法

　薬物療法では，向精神薬，とくに抗不安薬や抗うつ薬の有効性が報告されてきた。わが国では40年以上前から，アミトリプチリンなど三環系抗うつ薬の有効性が歯科領域で報告されている[9]。海外の文献でもアミトリプチリンの有効性が述べられていることが多い。近年では，より副作用が少ないとされるSSRIやSNRI[10]，NaSSAといった新規抗うつ薬も導入され，その有効性が報告されている。

　奏効例では，4，5日目ごろより効果が実感され，1カ月前後で約70％の疼痛軽減が得られる。そこで中断すると間もなく再燃することがしばしばあるため，最低でも数カ月から半年程度は服薬継続を勧めている。当科では，平均すると概ね1年前後は服用継続させてから，慎重に漸減するようにしている。しかし，最初から年単位の治療計画を提示すると「そんなにかかるのか」と不安がる患者も少なくない。初診時は，「まずは最低半年くらいはお薬を続ける必要があります」と伝えるにとどめ，治療経過の中で患者と病状を確認しながら服薬継続を更新すると，抵抗も少ないようである。

　しかし，抗うつ薬は万能ではない。単剤投与が基本とする意見も

あるが，実際問題としてそれでは「効かない」ことがしばしばある。疼痛の種類や部位によって抗うつ薬の鎮痛効果が異なることも報告されている。三叉神経痛に対するカルバマゼピンの効き方とはかなり様相が異なる。

また，舌痛症患者の場合，抗うつ薬に対する忍容性が低い傾向があり，さらに治療反応性や副作用などには個人差が大きい。最初はごく少量（常用量の半分程度）から開始する場合が多い。高齢者の場合は心気的な傾向が高まり，些細な副作用にとらわれてはさまざまな身体的愁訴を繰り出してくるため，対応に苦慮することがしばしばある。

結局，何種類かの抗うつ薬の組み合わせや，場合によってはmajor tranquilizerの併用も必要な症例も相当数に上る[11]。患者をよく観察し，効果と副作用とを勘案しながらのきめ細かい薬物療法でなければ，十分な効果は期待できないように思われる。

他には口腔乾燥や血流を改善する薬剤が有効とする報告もある。また漢方薬や鍼治療など，東洋医学的治療の奏効例も報告されている。

現在，薬物療法は本症の治療には欠かせない主要な立場を占めているが，その選択や治療成績にはかなりの幅がみられている。このことについては，まず本症の病態生理に未解明な部分が多く，試行錯誤的にさまざまな薬剤が治療的試みとして使用されてきたという経緯がある。本症の治療に特異的に開発された薬剤はいまだ存在せず，全ての症例に有効な特効薬も見つかっていない。

また本症が，単なる機械的な薬物投与のみでは反応せず，短時間でも必ず面接を通して信頼関係に基づいた治療行為の一環として処方されないとその効果を十分引き出せないことも，大きな要因であると考えられる。

個別性が大きく，多彩な訴えを有する本症患者にはむしろ多岐にわたる技法を用意し，柔軟に対応できるほうが望ましい。今後も臨床的経験の蓄積によって，さらに各患者の状況や病態に最適な薬物療法の選択が確立されることが期待される。

8. 病態生理について

　ひとくちに舌痛症といっても，さまざまな病型や重症度，さらに前述のように治療反応性の違いが認められる。同様な愁訴でも本症の薬物への治療反応性に個体間のばらつきが大きいことは，本症の生物学的背景がある程度不均一である可能性，すなわち個体差が大きなメカニズムを包含している可能性を示唆している[12]。

　従来から本症は，精神医学的には心気症（心気神経症）や身体表現性障害，あるいはうつ病の身体症状とみなされるという立場がある。しかし，このような精神科的な疾患概念ではどうしても説明がつかない場合が多いうえに，このような外からのラベル付けでは患者の病態生理や治療に結びつかないという問題があった。執拗な治療要求や社会生活の障害などは，症状がそうさせているのにもかかわらず，患者個人の人間性と結びつけられることがしばしばある。しかし，患者はさまざまな口腔症状ゆえに家事や仕事ができなくなったのであり，このまま一生治らないのではないかと不安・焦燥に駆られ，検査や処置を要求しているとも解釈できる。

　近年の痛みに関する脳科学的知見の集積や新規抗うつ薬への反応性から，高次中枢を巻き込んだ本症特有の病態生理も推測されるようになった。現在，本症について「患者はストレスから舌の痛みを訴えるようになる」といった短絡的な見方をする研究者は少ない。

　本症は，妄想のような思考障害からの発展というよりは，「口腔感覚の情報処理過程の微細な障害」に起因すると考えられるようになってきた。そこには，脳内の神経伝達物質レベルの障害と大脳皮質連合野における情報処理過程の歪みが想定される（図2）。本症の病態については，脳内の神経回路の特定部位に障害が起こっているのではなく，緻密で複雑な回路全体をうまく機能させられなくなることで発症するのではないかと推測される。

　実際，臨床的にはそっくりな舌痛症でも，SPECTなど脳機能画像上では個人差が非常に大きいことが示唆されている（図3）。このようなシステムとしての脳機能の微妙な不調をどうとらえ，どう治療するかに関しては，さらなる研究が必要である。

[口腔感覚の認知の歪み]

●連合野における情報処理過程の歪み
　●思考や記憶など高次脳機能
●神経伝達物質レベルの障害
　● 5-HT, NA, DA, etc.

患者はウソをついているのではなく，脳の中で「そう感じるようなエラー」が生じている

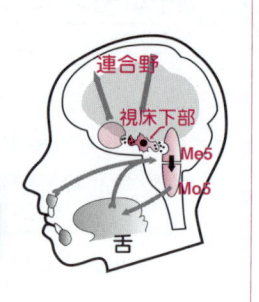

図2　舌痛症の病態仮説

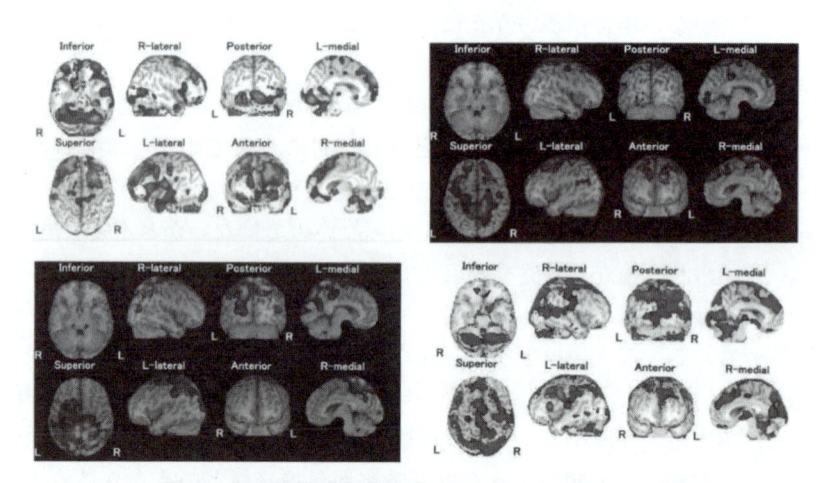

図3　初診時の舌痛症患者の99mTc-ECD SPED解析
臨床的には同様な舌痛症でも脳血流シンチにおける個人差が大きい。

　今まで，どのような機序によって舌痛症は発症するのかという重要な課題に適切かつ明快に答えられたという論文はない。現在のところ，ある程度の証拠はあるものの，本症の病態生理の全貌が明らかになるには，なお今後の研究に多くを期待しなければならない。
　しかし，上述の考えに従えば，臨床症状を神経伝達物質や神経細胞レベルまで還元的に突き詰めていくことで，少なくともそれなりに示唆を与える研究は可能である。科学の進歩は，遺伝子のマッピ

ングから脳機能の画像研究まで，先人たちには知ることのできなかったレベルの脳や細胞の働きを理解する機会を与えてくれている。従来の「心因論」を可及的に排した病態仮説を提示することで，患者側も「なるほどそういうものか」と納得し，安心しやすいという副次的効果もある。

　脳科学など他領域の知見の集積に伴い，当面する本症の病態生理の解明に向かう break-through が生じるものと期待される。

おわりに

　舌痛症のような慢性の口腔内の疼痛や不快症状は，患者の生活の質を著しく低下させる（QOL disease）。にもかかわらず，医療の現場では軽視されがちで認知度不足の感が否めない。歯科的な症状は，口を開けてみないとわからないし，多くの医師にとって口腔は不案内な洞窟である。「歯の問題は歯科で」と一蹴されがちだが，肝心の歯科医師が本症を敬遠してしまう。口腔内の心身症的問題はわが国の医療制度の中で死角となりやすく，行き場がない患者がちまたに溢れている。

　診断や治療法に関しても多少の幅がみられるものの，従来「わからない」「治らない」疾患で，「気のせい」「神経質」と一蹴されがちであった本症についての考え方や治療体系が，ここまで確立してきたことは大きな進歩であると思われる。

　舌痛症の約8割が女性である。とくに中高年層が中核となる。本症患者に婦人科と歯科，そして精神科・心療内科との意外な接点があるのかもしれない。患者が家庭の中で「母親」や「妻」の役割を十分に果たせなくなると，その子どもたちや家族にも少なからず影響する。女性の心身の健康を守る意義は，世間一般で思われている以上に大きいと感じている[13]。この領域には，婦人科と歯科とでお互いの情報を共有することで，もっと深く患者を理解でき，解決できる問題が出てくるように思われる。一歯科医師としては，婦人科医とのさらに密なる連携を切望している。

文献

1) 成田令博, 西田紘一 編：舌痛症へのアプローチ. 書林, 東京, 1991.
2) 遠藤至六郎：口腔外科通論及手術学. pp.427-428, 歯科学報社, 東京, 1937.
3) 豊福 明：歯科心身症への新しいアプローチ. 口病誌 74：161-168, 2007.
4) Patton LL, Siegel MA, Benoliel R, et al：Management of burning mouth syndrome：systematic review and management recommendations. Oral Surg Oral Med Oral Pathol Oral Radiol Endod 103（suppl 1）：S39, e1-e13, 2007.
5) 古賀千尋, 他：いわゆる口腔心身症の精神科診断に関する検討. 口科誌 48：171-174, 1999.
6) Takenoshita M, et al：Psychiatric diagnoses in patients with burning mouth syndrome and atypical odontalgia referred from psychiatric to dental facilities. Neuropsychatric Disease and Treatment 6：699-705, 2010.
7) 豊福 明：いわゆる口腔心身症の入院治療についての臨床的研究－治療技法の検討と病態仮説の構築について. 日歯心身 15：41-71, 2000.
8) 豊福 明, 他：歯科心身症の入院治療とその遠隔成績について. 日歯心身 19：37-42, 2004.
9) 都 温彦：心身医学的アプローチによる舌疼痛症治療への方向付け. 歯界展望 43：1037-1042, 1974.
10) Kato Y, et al：Milnacipran dose-effect study in patients with burning mouth syndrome. Clin Neuropharmacol 34：166-169, 2011.
11) 佐藤智子：歯科インプラント治療後の"不定愁訴"に関する心身医学的研究. 口科誌 61：223-232, 2012.
12) 豊福 明：神経性ドライマウスの捉え方と対処法. 日口外誌 55（4）：163-168, 2009.
13) 豊福 明：歯科からみた女性のライフサイクルにおける心身医療. 女性心身誌 15：104-110, 2010.

（豊福 明）

第2章　女性とメンタル障害

うつ病

POINT

1. DSM-5およびICD-11において，気分障害という用語はなくなり，双極性障害とその関連障害，およびうつ病性障害という項目が別立てされることとなった。
2. うつ病を疑った場合には，うつ病性障害か双極性障害のうつ病相なのかを鑑別して治療にあたることが要求される時代に入った。
3. 女性ホルモンは気分と意欲に深く関係があり，女性ホルモンが急激に変動する時期，すなわち，出産直後の産褥期と閉経に向かう更年期が，女性がうつ病を発症するリスクが特に高い時期とされる。

はじめに

　平成10年（1998年）以来14年間にわたり，わが国の年間自殺者の数は3万人を超え，実に，交通事故による死者数の約6倍という状況が続いている。

　その主な原因はうつ病であるといわれ，近年の調査では，15人に1人が生涯に一度はうつ病になる可能性があると報告されている。また，全国の医療機関で行われた患者調査によると，2005年10月の時点で，うつ病を中心とした気分障害の患者数は92万4千人と，2002年の約1.2倍，1999年の約2倍に増加し，さらに2008年には104万1千人に達している（図1）。2010年に発表された厚生労働省の資料によると，自殺やうつ病による経済的損失推計額は年間2兆6,782億円にも及ぶとされている（表1）。

　うつ病は，早期に診断され適切な治療が行われれば，治る可能性の高い病気である。本来は精神科の代表的疾患とされるが，米国のように精神科医の数が多い国でさえ，精神科を受診するのはうつ病患者の20％にすぎないといわれている。英国では家庭医がうつ病患者の90％を診ており，その他の国でも精神科医がうつ病を診療して

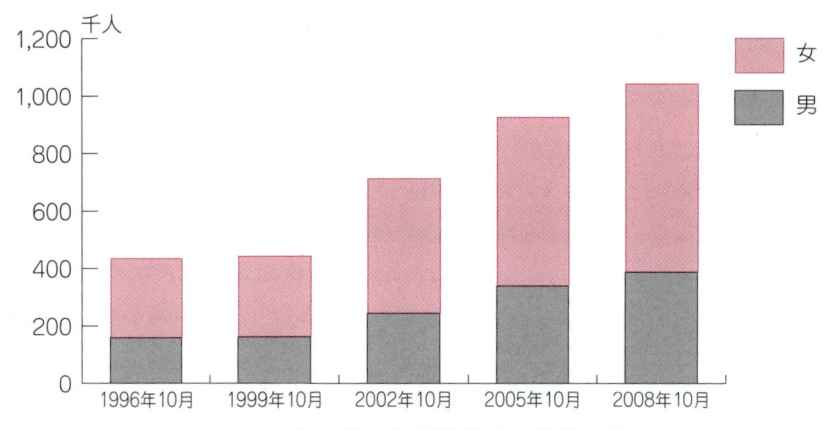

図1 うつ病・双極性障害の総患者数

表1 自殺やうつ病による経済的推計額

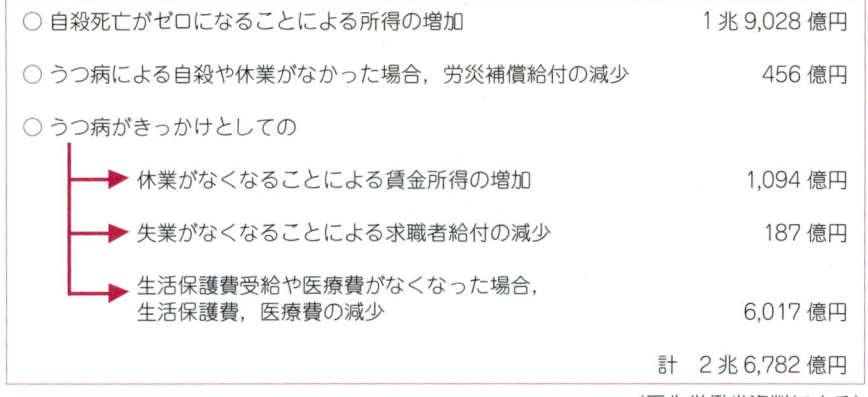

○ 自殺死亡がゼロになることによる所得の増加	1兆9,028億円
○ うつ病による自殺や休業がなかった場合,労災補償給付の減少	456億円
○ うつ病がきっかけとしての	
▶ 休業がなくなることによる賃金所得の増加	1,094億円
▶ 失業がなくなることによる求職者給付の減少	187億円
▶ 生活保護費受給や医療費がなくなった場合,生活保護費,医療費の減少	6,017億円
計	2兆6,782億円

（厚生労働省資料による）

いるのは，うつ病患者全体の5％未満であろうと推計されている。したがって，わが国でもプライマリ・ケア医がうつ病に関する知識をしっかり持ち，かつ，うつ病の診療を行う必然性がある。

これまでうつ病は，真面目で責任感が強く仕事にも一生懸命に打ち込む人に多く，それだけにうつ病であることが見逃されて長期間の休職や退職を余儀なくされたり，あるいは自殺という不幸な結末を迎えてしまうこともまれでないような，中高年を中心としたメランコリー親和型うつ病が主流であった。しかし最近は，職場におい

てはうつ病像を呈するが，ひとたび職場を離れると元気に振舞う若い世代（20〜30代）のうつ病が増加し，話題となっている。

また，気分障害（うつ病および双極性障害）の診断・分類に関し，大きな変更が行われることになっている。2013年に発表されるDSM-5，その後にはICD-11においても，気分障害という用語はなくなり，双極性障害とその関連障害，およびうつ病性障害という項目が別立てされることとなった。すなわち，これまでのDSM分類（米国精神医学会による診断分類）とは異なり，うつ病と双極性障害とは全く異なる疾患単位という筋立てとなる。

本節では，その新しい観点より診断・治療に触れ，また，女性がなぜうつ病になりやすいかについても概説する。

1. うつ病の症状について

うつ病では，精神症状としてまず"抑うつ気分"と"興味・喜びの喪失"があり，さらに睡眠欲，食欲，性欲，集団欲といった，人間が生きていくうえでの基本となる本能がそれぞれさまざまな程度に損なわれ，その結果，人によってさまざまな身体症状が現れてくる（図2）。

うつ病患者が最も多く受診するのが内科といわれている。次いで，整形外科，婦人科，皮膚科，脳神経外科，外科，耳鼻咽喉科，眼科などである。

以下に，うつ病で起きてくるさまざまな精神症状，身体症状について述べる。

1）精神症状

● 抑うつ気分

気分がどんより重く感じる程度から，深い絶望感に陥り，救いがないように感じる場合や，悲哀感にとらわれ，極度に涙もろくなる場合もある。

● 興味・喜びの喪失

ほとんどすべての活動に対する関心や喜びの喪失があり，本来な

うつ病

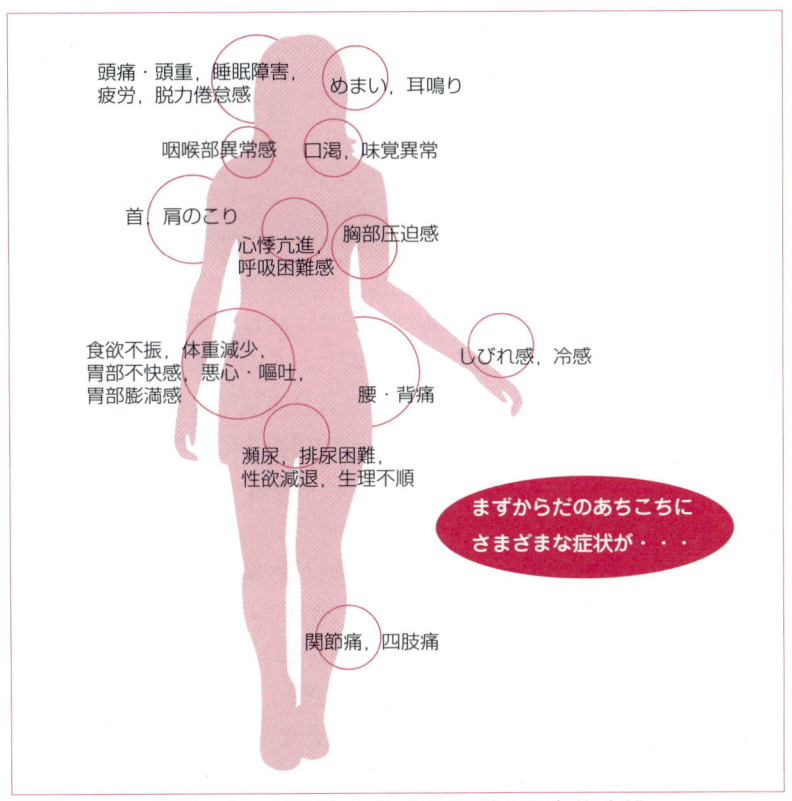

頭痛・頭重，睡眠障害，疲労，脱力倦怠感
めまい，耳鳴り
咽喉部異常感　口渇，味覚異常
首，肩のこり
心悸亢進，呼吸困難感
胸部圧迫感
食欲不振，体重減少，胃部不快感，悪心・嘔吐，胃部膨満感
腰・背痛
しびれ感，冷感
頻尿，排尿困難，性欲減退，生理不順
関節痛，四肢痛

まずからだのあちこちにさまざまな症状が・・・

図2　うつ病がもたらすさまざまな身体症状

ら心地よいはずの刺激に対しても，心地よい感情が湧いてこない。
● 精神運動性の障害
　体の働きや頭の働きが鈍くなり，いわゆる"油の切れた"状態に喩えられる。
● 強い罪責感
　過去の出来事での失敗はすべて自分に責任があるように思ってしまい，迷惑ばかりをかける自分がいないほうが世の中のためだと思ってしまう。
● 思考力や集中力の低下および決断困難
　集中力が低下して根気もなくなり，仕事や家事が手に付かなくなって，気持ちばかり焦り，実際には作業がはかどらない状況となる。

決断力の低下は顕著である。
● 自殺への思い
多くのうつ病患者にみられる。信頼関係ができていれば，尋ねてみることも必要である。

2）身体症状

(1) 睡眠障害

うつ病の身体症状のなかでは，特に頻度が高く，注意を要するのが睡眠障害である。よく誤解されるが，睡眠障害は精神症状ではなく身体症状である。うつ病患者は睡眠障害で内科を受診することが多い。とくに，身体疾患がすでにあって睡眠障害が出現してきた場合には，うつ病が合併したと考えたほうがよい。

睡眠障害は，うつ病の身体症状としてほぼ全例に出現する。ただし，睡眠障害といっても，不眠が約80％，長時間寝ているのに眠った気がしないという過眠が約20％といわれている。一般的に，不眠は大きく分類すると，寝つきが悪い「入眠障害」，夜中に途中で何度も目が覚めてしまう「中途覚醒」，眠りが浅く熟睡した気がしない「熟眠障害」，早朝に目が覚めてしまってその後悶々として眠ることができない「早朝覚醒」とに分けられる。

このなかで早朝覚醒は，非高齢者のうつ病の特徴である。午前2時から4時ごろに目が覚めてしまって，眠ろうとしても眠れず，そのため睡眠時間が短くなり，朝の寝起きが非常に悪くなる。ちなみに高齢者では，入眠困難・中途覚醒の睡眠障害が多い。

なお，この寝起きの悪いというのもうつ病の特徴といえる。熟眠感があり寝起きが良いと患者が感じていれば，それだけでうつ病は否定できる。

(2) 消化器系症状

食欲不振，体重減少もうつ病の代表的な症状である。うつ病患者は，「何を食べてもおいしくない」あるいは「味がなくて砂をかんでいるような感じがする」と言う。食べるのは義務で，仕方なく食べているという感じが強い。便秘や下痢，吐き気，腹痛，腹部の不

快感（腹部膨満感など）を訴えるケースもある。

　通常は，内科あるいは消化器科を受診し，胃や大腸の検査を受けていることが多く，なかには機能性消化管障害，あるいはその代表としての過敏性腸症候群，あるいは機能性胃腸症や慢性胃炎との診断がなされていることもある。

(3) 全身倦怠感あるいは疲労感

　これもうつ病患者によくみられる症状である。過労との違いは，「いくら休養をとっても疲労感が抜けない」ことであり，うつ病のときの疲労感の特徴といえよう。なおかつ，午前中に症状が強く，朝起きた時にはすでにだるさを自覚しており，午後から夕方にかけて症状が軽快し，夜寝る頃になるともう治ったのではないかと思うほど元気になることさえある。すなわち，症状に日内変動があるという特徴がある。

(4) 疼痛

　痛みは，外科系の各科を受診することが多い。とくに痛みのなかでも，腰痛，胸痛，四肢の疼痛では整形外科，腹痛では外科，あるいは歯痛，舌痛といった症状で歯科を受診する。

　うつ病の場合はこれらの痛みも，とくに午前中に強いという特徴がある。痛みは朝起きた時が一番強く，午後から夜にかけて軽くなっていく。

　X線写真やMRI検査で，骨や神経に異常がないと診断された場合にうつ病を疑うことになるが，うつ病というのは中高年に多い疾患である。中高年になってくると，X線写真を撮れば，腰や膝の骨に何らかの異常所見が写ることがある。ときには椎間板ヘルニアや変形性膝関節症，あるいは骨粗鬆症といった器質的疾患としての診断名がついてしまうことがある。しかし，うつ病の患者ではそういった診断名がついても，他覚的な所見と自覚症状とのあいだのギャップが大きい。たとえば整形外科の専門医が見て，このX線写真では確かに所見はあるけれど，患者が訴えるほどの痛みを普通は感じるはずがないといった，自覚症状と他覚的所見とのギャップが大き

いとき，そこにはうつ病が合併しているのではないか，との疑いを抱くべきである。

なお，器質的疾患としての他覚的所見を伴う痛みにおいても，鎮痛薬を投与してもほとんど効果がなく，痛みに日内変動が認められる場合には，治療的診断として抗うつ薬を投与し，その効果を確認することで，うつ病との診断がつくこともある。

(5) めまい，耳鳴り

めまい，耳鳴りといった症状でメニエール病と診断されたり，フワッとするように感じる良性発作性めまい症と診断がつくようなうつ病の症例もある。痛みの場合と同様に，日内変動が認められるケースでは，抗うつ薬を投与することで症状の改善がみられることが多い。

(6) その他の自律神経失調症状

うつ病には，身体症状として，なんらかの自律神経失調症状が多くの患者に出現する。動悸，頭痛，発汗，しびれ感といったように，多彩な症状がある。

頭痛では，頭全体が締めつけられるような痛み（緊張型頭痛）や頭重感といった，どちらかといえば鈍痛に近い痛みのことが多い。頭痛に対し，患者は市販の鎮痛薬を飲んでいることが多いが，効き目が薄いため1日量としてかなり多くの服用量を常習化し，薬物依存に陥っているケースにもしばしば遭遇する。

動悸は，日中のこともあるが，中途覚醒や早朝覚醒で，目が覚めたら動悸がした，という患者も多い。

発汗も患者がしばしば訴える症状で，夜間寝ているあいだに寝間着がぐっしょり濡れてしまい，一晩に数回着替えなければならないといった大量の発汗を伴うケースもある。

(7) 性欲減退

女性も男性も，ともに性欲は減退する。とくに性機能では，男性はインポテンスというはっきりとした形で現れる。しかし日本では

性に関することは初めての診察場面では聞きにくい場合が多く，ある程度信頼関係が結ばれた段階で，性欲や性機能のことを聞くことで診断がはっきりする。女性の場合は生理不順という形になることもある。

また，うつ病が中年で発病し，更年期と重なることも多いため，更年期障害との鑑別が難しいケースもある。一般的には，更年期障害では発汗とほてりは必発とされており，うつ病の場合ほてりは認められないことが多いが，両者の合併も含め，紛らわしいケースがあるため，慎重に診断する必要がある。

2. うつ病の診断について

DSM-5 および ICD-11 における診断分類の変更により，うつ病を疑った場合には，初診の時点からうつ病性障害か双極性障害のうつ病相なのかを鑑別して治療にあたることが要求される時代に入ったと言えよう。

まずうつ病の診断であるが，質問項目として，表2に示すように，"抑うつ気分"と"興味・喜びの喪失"の2項目が特に重要である。

この2項目のいずれかひとつが該当するだけでも，うつ病の疑いが強くなる。この2項目のいずれにも該当する場合，約90％はうつ病といわれる[1]。

また，患者による自記式質問表を利用してより詳しく症状を把握する場合には，CES-D（center for epidemiologic studies depression Scale）や SDS（self-rating depression scale）が用いられる。

しかし，その時点でうつ状態との診断がなされても，双極性障害を否定したわけではない。双極性障害には，交互に激しい躁状態とうつ状態が出現する双極Ⅰ型障害と，軽い躁状態（軽躁状態）とうつ状態が出現する双極Ⅱ型障害がある。躁病エピソードをスクリーニングする質問として，「これまでの人生で，気分が高揚し，ハイテンションで，怒りっぽく，普段の調子（100％）を超えた時期が数日以上続いたことがありますか？」との質問に「はい」と答えた場合，強く双極性障害が疑われるとされる[2]。生涯有病率は11％と

表2　うつ病の診断に用いられる質問項目

A　抑うつ気分
1. この1カ月間，気分が沈んだり，ゆううつな気持ちになったりすることがよくありましたか？

興味・喜びの喪失
2. この1カ月間，どうも物事に対して興味がわかない，あるいは心から楽しめない感じがよくありましたか？

上記2項目の1つ以上に該当するならば，さらに下位の7項目の質問に移る。

B
3. 食欲の減退あるいは増加，体重の減少あるいは増加
4. 睡眠障害（不眠あるいは睡眠過多）
5. 精神運動性の障害（強い焦燥感・運動の制止）
6. 易疲労感または気力減退
7. 強い罪責感
8. 思考力や集中力の低下または決断困難
9. 自殺への思い

A，Bの項目のどちらか含んで5つ以上の症状があり，これらがほとんど1日中，2週間以上続いている場合，うつ病の可能性が疑われる。

され，大うつ病の15％に近い。

　双極Ⅰ型における激しい躁状態では，亢進すると次第に精神病症状が現れ，誇大妄想や錯乱状態のため，統合失調症との鑑別が難しくなるケースもある。双極Ⅰ型におけるうつ状態では，約8割がメランコリー型抑うつを呈し，また，罪業妄想や自分の預金が誰かに使われてお金がなくなるといった被害妄想を伴った貧困妄想を持つケースもある。

　双極Ⅱ型は，躁状態が双極Ⅰ型と異なり，あくまで軽躁状態であることが診断の決め手である。軽躁期には，周囲からは朗らかで陽気な性格と見られており，うつになって激しく落ち込むため，うつ病と誤診されることが多い。ほとんどのケースはメランコリー型抑うつを呈するとされる。躁状態とうつ状態の主な症状を表3に示す。

　双極性障害の治療に用いられる薬には，気分安定薬と非定型抗精神病薬がある。気分安定薬は躁状態とうつ状態の治療と予防に効果があり，双極性障害の治療の基本となる薬である。リチウム，バルプロ酸，カルバマゼピン，ラモトリギンなどが用いられる。

表3 双極性障害の躁状態とうつ状態の主な症状

躁状態の症状
- エネルギーにあふれ，気分が高まって元気になった気がする
- あまり眠らなくても元気
- 急に偉くなったような気になる
- 何でもできる気になる
- おしゃべりになる
- 怒りっぽくなる

など

うつ状態の症状
- 気分が落ち込む
- 寝てばかりいる
- やる気が起きない
- 楽しめない
- 疲れやすい
- 何も手につかなくなる
- 死にたくなる

など

表4 うつ状態の原因となりやすい身体疾患

1. **内分泌疾患**
   甲状腺機能低下症，甲状腺機能亢進症，Cushing 症候群，副甲状腺機能亢進症，Addison 病，無月経・乳汁分泌症候群，月経前不快気分障害　など
2. **脳器質性疾患**
   パーキンソン病，アルツハイマー病，脳血管障害，脳腫瘍，多発性硬化症，脳外傷，てんかん　など
3. **その他の身体疾患**
   糖尿病，高血圧症，心筋梗塞，全身性エリテマトーデス（SLE），がん，血液透析，腎移植，エイズ，インフルエンザ　など

非定型抗精神病薬はドーパミンなどの神経伝達物質を遮断する薬で，統合失調症の治療などに用いられているが，双極性障害の治療にも効果を発揮する。気分安定薬と併用されることが一般的であり，アリピプラゾール，オランザピンの2種類が現在保険適用となっている。

3. うつ状態を呈しやすい身体疾患と薬剤

身体疾患や，薬剤による抑うつ症状の可能性を除外する必要がある。難治性・慢性の身体疾患に罹患する患者の約20〜40％にうつ状態が併発することが知られているが，特に心筋梗塞，脳卒中，がん，末期腎不全，慢性疼痛の患者に多いとされる。

表5　うつ状態を誘発しやすい薬剤

1　ホルモン・生理活性物質
　　副腎皮質ステロイド，　インターフェロン，　黄体ホルモン
2　消炎鎮痛薬
　　アスピリン，　インドメタシン，　イブプロフェン，　スリンダク，　ペンタゾシン
3　循環器作用薬
　　レセルピン，　β遮断薬（プロプラノロール，　アテノロールなど），　α遮断薬（プラゾシン），　α-メチルドパ，　ヒドララジン
4　その他
　　消化器性潰瘍治療薬（シメチジン，　ラニチジン，　ファモチジンなど），抗結核薬（イソニアジド，　エチオナミド），　真菌治療薬（グリセオフルビン），抗がん剤（ビンクリスチン，　ビンブラスチンなど），抗ウイルス薬（ガンシクロビルなど），　HIVプロテアーゼ阻害薬（サキナビル），　嫌酒薬（ジスルフィラム）

　うつ状態の原因となる身体疾患を表4に，うつ状態を誘発しやすい薬剤のうち，特に頻度が高く，臨床的に重要なものについて表5に示す[3)4)]。

4. うつ病診断の簡易フローチャート[5)]

　うつ病の診断に関し，上述したことをまとめると図3のようなフローチャートになる。それにより，主な双極性障害とうつ病性障害が診断される。

5. うつ病の治療

1）薬物療法と休養

　まず，治療開始にあたっては，本当にうつ病なのか，双極性障害のうつ病相ではないのかを吟味することが重要である。過去にはっきりとした躁状態がみられたようなケースは，精神科専門医に紹介したほうがよい。
　簡易フローチャートから，うつ病が強く疑われる場合，表6にある抗うつ薬を投与する。使い慣れたSSRIないしSNRIから投与するのが一般的であろう。なお，必ずしも全てのケースで仕事などを

うつ病

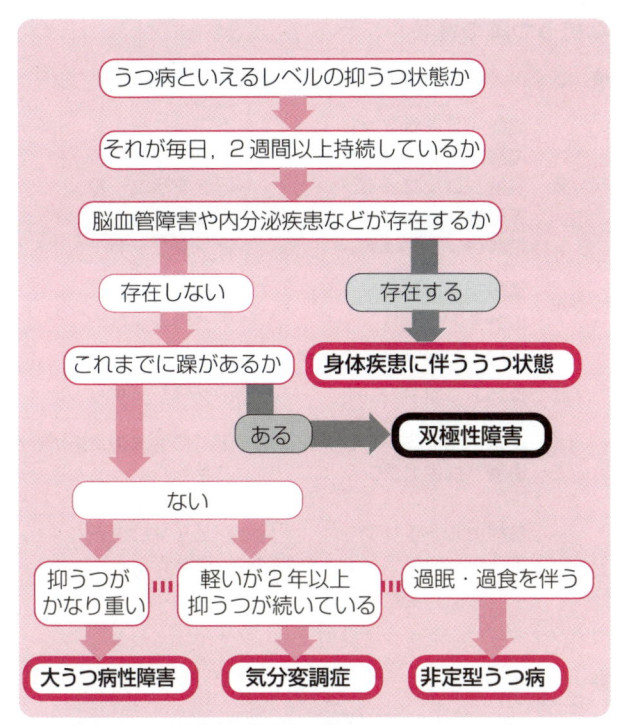

```
┌─────────────────────────────┐
│ うつ病といえるレベルの抑うつ状態か │
└─────────────┬───────────────┘
              ↓
┌─────────────────────────────┐
│ それが毎日，2週間以上持続しているか │
└─────────────┬───────────────┘
              ↓
┌─────────────────────────────┐
│ 脳血管障害や内分泌疾患などが存在するか │
└──────┬──────────────┬───────┘
   存在しない      存在する
       ↓              ↓
  これまでに躁があるか  身体疾患に伴ううつ状態
       │
      ある → 双極性障害
       │
      ない
       ↓
  抑うつが    軽いが2年以上   過眠・過食を伴う
  かなり重い   抑うつが続いている
       ↓         ↓              ↓
   大うつ病性障害  気分変調症    非定型うつ病
```

図3 うつ病の診断の簡易フローチャート
（文献5より引用，一部改変）

休ませる必要はないが，本人および家族には休養の必要なことを強調して伝える。

さらに説明事項として，うつ病という病気であること，少なくとも6カ月程度は治療期間として必要なこと，抗うつ薬で治療すること，治療の継続性が重要であること，効果が出るまで2〜4週間かかること，治療初期には副作用が出やすいが，服用を続けると治まること，などを伝える。

2）支持的精神療法

うつ病患者に対する精神療法の基本は，「安心感，安定感」を提供することである。まず，患者の苦痛に耳を傾け，患者の気持ちや考えなどに共感することが大切である。これによって，患者は自分

表6 主な抗うつ薬の種類

分類	一般名	商品名	1日の常用量 (mg)
三環系抗うつ薬	塩酸イミプラミン 塩酸アミトリプチリン 塩酸クロミプラミン アモキサピン 塩酸ロフェプラミン	トフラニール トリプタノール アナフラニール アモキサン アンプリット	20～200 20～150 20～100 25～150 30～150
四環系抗うつ薬	塩酸マプロチリン 塩酸ミアンセリン マレイン酸セチプチリン	ルジオミール テトラミド テシプール	20～90 10～60 1～6
二環系抗うつ薬	塩酸トラゾドン	レスリン，デジレル	50～150
SSRI	フルボキサミンマレイン酸塩 塩酸パロキセチン 塩酸セルトラリン エスシタロプラムシュウ酸塩	デプロメール，ルボックス パキシル パキシルCR ジェイゾロフト レクサプロ	50～150 12.5～50 10～40 25～100 10～20
SNRI	ミルナシプラン塩酸塩 デュロキセチン塩酸塩	トレドミン サインバルタ	30～100 20～60
感情調整薬	スルピリド	ドグマチール	150～300
NaSSA	ミルタザピン	リフレックス，レメロン	15～45

　一人で病気に立ち向かうのではなく，治療者や周囲の人の援助が受けられるということが保証されているという安心感を得る。

3）専門的心理療法

　軽症のケースでは，薬物療法以外の治療法がしばしば有効である。また，長期にわたって症状が持続する慢性のうつ病では，薬物療法と認知行動療法や対人関係療法などの心理療法との組み合わせが推奨されている。

● 認知行動療法

　患者の認知・思考の歪みに働きかけて，認知と行動変容を促し，患者が当面の問題への効果的な対処法を習得することを目的とする。

● 対人関係療法

　うつ病を対人関係の中で生じる障害としてとらえ，対人関係でのとらわれや葛藤に焦点を絞り，それが身についた対人関係パターンから生じていることを認識させ，修正や再構築を図っていく。

6. 専門医へ紹介したほうがよい場合

　うつ病治療に不慣れな医師で下記の場合は，専門医へ紹介したほうがよい。

● うつ病の診断に苦慮する場合

　幻聴などの異常体験の訴えがある患者や見当識障害を有し認知症との鑑別が必要な症例など，診断に苦慮する場合。

● 投薬が奏功しない場合

　第一選択薬と推奨されるもの，あるいは使い慣れた抗うつ薬を2～4週間投与してもよい反応が得られない場合。

● うつ病が重症の場合

　幻覚や妄想などの精神病的症状を伴ううつ病や，自殺念慮が強いうつ病の場合。

● 家族の支援が得られない場合

　独居老人であったり，家族の絆がないような場合。

● 双極性障害が疑われる場合

　過去に躁状態があったと推測されるうつ病の場合。

● 産後うつ病の場合

　夫や家族など，患者をとりまく周囲の人のうつ病に対する十分な理解が必要となるため，環境調整に慣れている専門医が望ましい。

7. 新しいタイプのうつ病[6]

　従来の典型的なうつ病モデルとされる「メランコリー親和型」の特徴を示さない新しいタイプのうつ病が，わが国の若者の間に増加している。新しいタイプのうつ病の特徴としては，1）発症年齢が若い（30歳前後が多い，非定型うつ病では20歳前後），2）軽症の

表7　新しいタイプのうつ病と従来型うつ病モデルとの比較

	従来の典型的うつ病モデル	逃避型うつ病	未熟型うつ病	現代型うつ病	ディスチミア親和型うつ病	非定型うつ病
病前の性格	真面目，几帳面，熱心，責任感が強い，他者配慮	過保護，苦労知らず，高い知性，プライド高い，依存的	依存的，わがまま，自己顕示的人付き合いはよい（循環気質）	一見自己中心的，マイペース，反復的な趣味を持つ	役割抜きの自己への愛着，規範・秩序に抵抗，仕事熱心ではない	拒絶に対して過敏，対人不安強い
発症年齢	中年	30歳前後	30歳前後	30歳前後	30歳前後	20歳前後
これまでの社会適応	過剰適応	よい	悪くない	比較的よい	悪くない	全般性社会不安障害合併する場合悪い，しない場合は悪くない
うつ症状にムラがあるか	よいことがあっても気分は改善しない，好きなことでも楽しめない	経過中に選択的抑制認める（職場では抑制症状が強くなる）	認めない	選択的抑制認める（職場では抑制症状が強くなる）	選択的抑制認める（職場では抑制症状が強くなる）	よいことがあると気分が持ち上がる
日内変動	認める	時に認める	時に認める	時に認める		認めない
早朝覚醒	認める	入眠障害認める（早朝覚醒の有無不明）	認める	認める	時に認める	認めない（睡眠時間が延長）
罪悪感	認める	認めない	認めない	認めないことが多い	認めない	認めないことが多い
他罰傾向	認めない	認めない	認める	認めない	認める	認めない
軽い躁状態	ありえるが典型的モデルには含まれない	認める	認める	認めない	認めない	一部に認める
医療に助けを求める態度	乏しい	必ずしも強くない	強い（みずから進んで受診）	強い（みずから進んで受診）	強い（みずから進んで受診）	必ずしも強くない
社会復帰	早くしたがる	復帰に対し恐怖心強い	復帰に対し恐怖心強い	復帰に対し恐怖心強い	慢性化するため社会復帰困難	元来社会との関わり苦手
症状の特徴		抑制主体（寝込み続ける）	不安，焦燥感が強い	抑うつ気分より，意欲の低下，疲労感，頭痛などの身体症状	不全感，倦怠感，衝動行為	過眠，過食
その他	中等症から重症がモデルとなっている	エリートサラリーマンに多い	DSM診断では双極Ⅱ型に分類される	反復的，強迫的ともいえる趣味の領域を持っていることが多い	抗うつ薬に対する反応よくない	不安障害（とくに社会不安障害）の合併多い

（文献6より引用，一部改変）

場合が多い，3）執着気質やメランコリー親和型の性格傾向を示さない，4）自責的な面は目立たない，5）逃避的傾向を認める，6）適応障害や人格障害との鑑別が困難である，ことなどがあげられる。

それぞれのうつ病の特徴を表7に示す。

逃避型，未熟型，非定型うつ病では，経過中に軽い躁状態がみられることもあり，双極性障害との関連も示唆されている。これら新しいタイプのうつ病の治療に関しては，従来の典型的なうつ病モデルに対する治療法である投薬と休養だけでは回復に至らないケースも多く，それぞれの病態に即した治療戦略が必要と考えられる。

8. 女性とうつ病

女性がうつ病に罹患する生涯有病率は男性の約2倍である。思春期から更年期までの生殖年齢（25～45歳）において，女性はうつ病を好発する。双極Ⅱ型障害や境界性パーソナリティ障害も女性に多い。

女性ホルモンは気分と意欲に深く関係があり，女性ホルモンが急激に変動する時期，すなわち，出産直後の産褥期と閉経に向かう更年期が，女性がうつ病を発症するリスクが特に高い時期とされる。思春期から青年期にかけても女性ホルモンの分泌が不安定な時期で，摂食障害や境界性パーソナリティ障害の発症とも関連があると考えられる。

生物学的要因だけではなく，幼少期からの女性を取り巻く環境やライフイベントなどの心理・社会的要因の関与も示唆されている。すなわち，幼少期の虐待や両親との早期離別体験は男女ともにうつ病の危険因子となるが，女性のほうが性的虐待を受けるリスクが高く，かつうつ病を発症しやすい[7]。

女性はそのライフサイクルを通して，変動する内分泌環境の中で，それらがもたらす性周期，妊娠，出産，閉経といった身体的な体験と，結婚，育児，仕事や家族との関わりなどの心理・社会的な体験が1つの織物を紡ぐ糸のように絡み合っている，と平島[8]は述べている。

病態としては，月経前不快気分障害，妊娠期のうつ病，産後うつ病，

閉経移行期のうつ病が代表であるが，それらについては他節を参照されたい。

おわりに

WHO の報告によると，日本を含める先進 50 カ国における人々の健康生活を阻害する要因に関する 2030 年時点における推定では，実に，うつ病が虚血性心疾患や脳血管障害を抜いて，第 1 位となっている。

すべての医療従事者はうつ病のことを知らずして医療を行うことはできないという時代が，間もなくやってくることであろう。

文献

1) 鈴木竜也, 他：精神医学 45（7）：699, 2003.
2) 井上　猛, 小山　司：精神科専門医のためのプラクティカル精神医学. p.38, 中山書店, 2009.
3) 中河原通夫：身体疾患に伴ううつ状態. 臨床神経医学講座第 4 巻　気分障害. pp.457-498, 中山書店, 1998.
4) 辻村　徹；物質活発性感情障害, 別冊日本臨床. pp.296-300, 日本臨床社, 2003.
5) 野村総一郎：内科医のためのうつ病診療. p.31, 医学書院, 2008.
6) 多田幸司：新しいタイプのうつ病概説. こころの科学 No.146. pp.25-31, 2009.
7) Grigoriadis S, Robinson GE：Gender issues in depression. Ann Clin Psychiatry 19（4）：247-255, 2007.
8) 平島奈津子：女性とうつ病. 日本医事新報　4407：73-76, 2008.

（山岡昌之）

不安障害

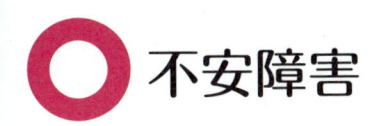

> **POINT**
> 1. 大規模な疫学調査の結果，米国における女性の不安障害の有病率は，男性のおよそ1.5倍である。一方，本邦で行われた疫学調査では，GAD（全般性不安障害）以外男女差ははっきりしない。
> 2. 女性の性の役割，対人様式，社会的立場は不安障害の有病率を押し上げる要因となっている。
> 3. 性差を認める領域は，ストレス反応性，性ホルモンの影響，神経化学，脳画像，脳機能画像と多岐にわたる。不安障害が女性に多い背景には，このような生物学的要因が関与していると考えられる。
> 4. パニック障害の精神力動的理解，生物学的理解を，性差との関連において詳しく解説した。

はじめに

多くの精神障害に性差のあることが知られている。とくに不安障害では，女性の有病率が男性のほぼ2倍であるといわれている。また最近の研究では，うつ病における性差も，合併する不安障害が深く関係していることが明らかになった。

ここでは不安障害の性差に関する疫学調査を紹介し，次に不安障害の性差に関与する，心理社会的ならびに生物学的背景について簡単に説明する。最後に，パニック障害（panic disorder：PD），全般性不安障害（generalized anxiety disorder：GAD），社会（社交）不安障害（social anxiety disorder：SAD）について解説し，女性の不安障害患者の生物学的理解および心理的理解について説明する。

1. 不安障害の性差（疫学調査）

McLean ら[1] は，これまでに米国で行われた National comorbidity survey replication（NCS-R）を含む 3 つの疫学研究を統合して Collaborative psychiatric epidemiology studies（CPES）として報告している。この調査は母集団が多いこと，さまざまな人種が対象となっていることが特徴である。表 1 に CPES，さらに規模の大きい National epidemiologic survey on alcohol and related conditions（NESARC）のデータ[2]，および川上ら[3] のデータを示した。

米国の調査では PD，GAD，SAD で女性の有病率は男性に比較して有意に高かった。しかし，SAD の有病率の性差は PD や GAD に比べて少なく，CPES では SAD の生涯有病率で男女差が認められなかった。CPES では，女性では他の不安障害，大うつ病，摂食障害の並存が多いこと，不安障害で仕事を休む期間は女性のほうが長いこと，NCS-R からは，幼児期の虐待は女性でより多くの不安障害と関連していることなどが明らかにされた。

表 1 米国および日本における不安障害の有病率と性差

〈CPES 米国（McLean, 2011）N=20,013〉

	12 カ月有病率 女性%	男性%	オッズ比（95%CI）	生涯有病率 女性%	男性%	オッズ比（95%CI）
PD	4.50	2.20	1.69(1.29-2.22)	7.10	4.00	1.70(1.40-2.07)
GAD	4.10	2.10	1.74(1.37-2.22)	7.70	4.10	1.83(1.52-1.99)
SAD	6.50	4.80	1.24(1.04-1.48)	10.30	8.70	ns

〈NESARC 米国（Eaton, 2011）N=43,093〉

	12 カ月有病率 女性%	男性%	オッズ比（95%CI）	生涯有病率 女性%	男性%	オッズ比（95%CI）
PD	3.10	1.40	1.39(1.29-1.49)	7.20	3.70	1.39(1.32-1.47)
GAD	3.10	1.40	1.37(1.28-1.47)	5.80	3.10	1.34(1.27-1.42)
SAD	3.40	2.10	1.22(1.15-1.29)	5.80	4.30	1.16(1.10-1.22)

〈世界精神保健日本調査（川上, 2006）N=4,134〉

	12 カ月有病率 女性%	男性%	生涯有病率 女性%	男性%
PD	0.63	0.18	0.94	0.75
GAD	1.12	0.58	2.24	1.36
SAD	0.44	0.86	1.07	1.80

SADは，ほとんどすべての社会状況で不安を感じる全般性SADと，特定の状況でのみ不安を訴える非全般性SADとに分けられる。EL-Gabalawyら[4]は，NCS-RのデータからSADの下位分類における性差を調べた。その結果，全般性SADでは1.45/1と女性が多く，非全般性では0.82/1と男女差がなかった。

本邦で平成16年から平成18年にかけて行われた疫学調査[3]においては，GADの性差は米国と同様に女性で多かったこと，PDの生涯有病率は男女差が目立たないこと，SADでは男性の有病率が女性に比べ高いことなどが明らかにされた。なにより本邦の調査では，不安障害の有病率が米国の調査に比べ著しく低いことが最も際立っていた。

海外の不安障害の外来通院患者をみると，明らかに女性の割合が多い。一方，本邦の不安障害の外来患者調査では男女差がないとする報告もあり，一定しない。

2. 性格傾向における性差（心理テストの結果）

性格テストの性差に関しては多くの報告がある。表2に多数の研究のメタ解析および多国間（多文化間）の研究を調べたレビューをまとめた[5-7]。なかでも損害回避（harm avoidance），神経質（neuroticism）は，不安障害やうつ病と関連のある性格傾向として知られている。男性に比べて女性でこれらの性格傾向の得点が高いことは，不安障害やうつ病の有病率が女性で高いことと関連していると考えられる。

表2　性格傾向における性差

研究者	女性に多い気質，性格	用いられた性格検査	研究の特徴
Miettunen et al. 2007	損害回避（harm avoidance）	Cloningerの気質・性格検査	32研究のメタ解析
Lynn et al. 1997	神経質（neuroticism）	Eysenckの性格検査	37カ国の研究のまとめ
Feingold 1994	外向性（extraversion），不安（anxiety），信頼（trust），傷付きやすさ（tender-mindedness）	多数の性格検査	多数の性格検査の標準データとこれまでの文献から4つのメタ解析を行っている

3. 不安障害の性差を理解するための心理社会的および生物学的背景

1）心理社会的背景

　まず，男女の性格傾向に生まれ持った違いがあることについて，前項で説明した。さらに女性の不安障害患者を理解するためには，女性の心理社会的機能について理解することが重要である。Shear[8]は，女性の心理社会的機能について分類し，不安障害との関連について次のように説明している。

（1）性の社会的役割とそのストレス

　一般的に，女性は怖がり，依存的，従順，受身などの行動を求められる傾向がある。その一方で，男性は勇敢さ，自立性，高い目標を持つ，活動的などの行動を求められる傾向がある。こうした男性の行動特徴は不安を予防すると考えられているが，女性の行動特徴には不安の予防作用は見出されていない。

　性の役割と不安障害の臨床研究からも，男性性のスコアは抑うつ，広場恐怖，社交不安，心配の評価スケールの得点と逆相関していることが明らかにされた。一方，女性性のスコアは，不安とは相関が認められなかった（女性が求められる社会的役割は不安に対して無力である）。また，女性に求められる社会的役割はストレスになることもある。女性は幼少期から共感的な世話役，養育的な役割を求められる傾向があり，その役割に固執することは，働く女性にとって罪悪感を生み，ストレスとなる。

（2）社会との関係

　男性は，特定の目的を持った行動のため他人と交流を持つ傾向がある。一方，女性の対人関係は相互理解や親密さといった情緒的交流に重きが置かれる。女性は支持的な社会ネットワークが必要であり，困難に直面した際も，こうした社会とのつながりによって支えられる。逆に言えば男性に比べ，女性では対人関係のストレスを受けやすく，これは social network crises とよばれている。

(3) 女性の社会的立場

NCSでは，社会経済的状況は，気分障害と比べて不安障害の発現により強く関与していることが明らかになった。女性の社会的地位の低さ，女性の経済的自立の困難さ，子育てを要求する社会からの圧力，配偶者からの暴力の被害者になりやすいこと，親のケアの中心的役割を期待されることなど，多岐にわたる。こうした要因が，女性の不安障害の発現に関与する。

2) 生物学的背景

性差を認める領域は，ストレス反応性，性ホルモンの影響，神経伝達物質および神経化学，脳画像および脳機能画像など広範囲にわたっている。ここでは，そのなかでとくに不安障害の性差を理解するための重要な研究について紹介する[9-11]。

(1) ストレス反応性の性差

PTSDのような強いストレス，あるいは日常的なストレスにおいても，女性は男性に比較して主観的により強くストレスを感じ，身体的または身体化症状をより多く訴えることが知られている。

ストレスに対しては視床下部－下垂体－副腎（HPA系）が反応し，コルチゾールが分泌される。コルチゾールは生体の細胞に働きかけてエネルギーを供給し，ストレスに対処する。このように，HPA軸はストレスに対する適応反応の中心的な役割を担っている。一方，過剰のコルチゾールは，海馬に対しては神経毒性として働くことが知られている。うつ病およびGADではHPA軸の過活動が見られるため，ストレスに対するHPA軸反応性の性差を知ることは，精神障害の性差を知るうえで重要である。

男性は女性に比べて，心理的ストレスに対し，過剰のコルチゾールを分泌する。男性のHPA軸の過剰反応性は，うつ病や不安障害が女性に多いことと矛盾する。しかし女性では，対人関係のストレスでコルチゾールが過剰に分泌すること，思春期前に性的虐待を受けた場合HPA軸の過剰反応性が認められるなど，特定のストレスがHPA軸の反応性を亢進することが知られている。このように，

ストレスに対するHPA軸の反応性には性差を認めるが，今のところ不安障害の性差を説明するには不十分である。

HPA軸において視床下部から分泌される副腎皮質刺激ホルモン放出因子（cortictropin releasing factor：CRF）は，青斑核の活動性を増加させる作用も有している。青斑核はノルアドレナリンの起始核であり，強い不安状態の際に活動性が亢進する。青斑核に対するCRFの刺激作用は，雌のラットでは雄のラットの30倍である。パニック発作時には青斑核の活動性が亢進していると考えられるため，雌ラットにおける青斑核のCRFに対する過剰反応は，女性にパニック障害が多い説明として矛盾しない。

妊娠，授乳中には，ストレスに対するカテコールアミンおよびHPA軸の反応性は抑制されることが知られている。授乳中のマウスでは，さまざまな恐怖関連行動やストレス誘発性の遺伝子発現が抑制される。また，母乳を与えている母親は，人工栄養の母親に比べ不安やうつが抑制される。最近まで，女性はもっと多くの時間を妊娠や授乳に費やしていた。現代における妊娠頻度の減少は，女性をストレス反応の増大した環境にさらしているといえる。

(2) 女性ホルモンの影響

月経前症候群（premenstrual syndrome：PMS）や月経前不快気分障害（premenstrual dysphoric disorder：PMDD）では生理のおよそ10日前から，イライラ，情緒不安定，集中力の低下，抑うつ気分などの精神症状が出現する。PMSやPMDDの原因は明らかにされていないが，月経に向けての黄体ホルモン（プロゲステロン）の継時的減少が症状形成に関与していると推測されている。

プロゲステロンの代謝産物であるアロプレグネノロンは，動物実験で抗不安作用（ストレスに対する脳の反応性およびCRFに対する脳の反応性を低下させる），抗痙攣作用が確認されている。アロプレグネノロンはGABAの作用を増強するため，ベンゾジアゼピン系薬物と類似した作用があるといえる。

ベンゾジアゼピン系薬物は急激な中止によりイライラ，情緒不安定，不眠などの精神症状を伴う離脱症状が出現する。生理前の黄体

ホルモン代謝産物であるアロプレグネノロンの減少と一致して出現するPMSやPMDDの精神症状が，ベンゾジアゼピン系薬物の離脱症状に類似していることは興味深い。

(3) セロトニン神経伝達に関する研究

多くの不安障害に対して選択的セロトニン再取り込み阻害薬（SSRI）が有効である。また，セロトニン1A受容体はアザピロン抗不安薬（buspirone, tandospirone）の作用部位として重要な役割を果たしている。したがって，セロトニン代謝，セロトニン1A受容体，セロトニントランスポーター（SSRIの作用部位）の機能を調べることは重要である。

PETを用いてセロトニンの合成能を調べた研究から，女性のセロトニン合成能は男性に比較して30％低いと報告されている。セロトニンの合成能が低いことは，ストレスに対して女性がより脆弱である可能性がある。PETを用いてセロトニン1A受容体とセロトニントランスポーターを調べた研究から，女性では大脳皮質，皮質下の広範な領域でセロトニン1A受容体密度が高く，セロトニントランスポーターの結合能が低いことが明らかにされている。しかし，このことと精神障害の性差との関係は不明である。

(4) 脳画像・脳機能画像における性差

Yamasueら[12]は正常者のMRI画像からvoxel-based morpho-metry法により大脳灰白質密度・体積を計算し，不安と関連する性格傾向との関連を調べた。その結果，不安と関連する損害回避の得点が高い者は，男女ともに右の海馬体積が小さかった。また，女性で損害回避の得点が高い者は左前頭前野前部が小さかったが，この所見は男性では認められなかった。

Canliら[13]は，情緒的記憶の男女差を機能的MRIにより調べた。その結果，陰性感情を引き起こす記憶は女性が男性を上回っていた。情緒的刺激に対しては，男女ともに左の扁桃体の活動性が亢進したが，その記憶再生時には，女性は同じ左の扁桃体が活性化したのに対し，男性では右扁桃体が活性化された（扁桃体において情緒的刺

激の記憶と再生の片側優位性が女性では一致)。情緒刺激によって反応する脳部位と，その記憶再生時に共通して反応した脳部位を調べると，女性は多くの脳部位が相関（情緒的記憶と再生の調和）していたが，男性では相関する脳部位は少なかった。彼らはこの実験から，情緒記憶が男性に比べ女性で勝っているのは，女性がより効率的に（調和して）情緒記憶を脳内に統合しているからであると述べている。

女性では不安に関わる性格傾向と関連する脳部位が男性より多く，陰性感情など情緒記憶の脳内統合が優れている（陰性感情を保持しやすい）。こうした解剖学的ならびに機能的特徴は，不安障害の性差と関連があるかもしれない。

4. パニック障害

パニック障害の本質は，予期せぬ状況で突然に起こる発作性の強い不安（パニック発作）が繰り返し起こることである。パニック障害の診断のためには，まずパニック発作を同定する必要がある。

発作という言葉からわかるように，その不安は正常な状態とはっきり区別できるほどの強さを持ち，時間の経過とともに正常状態へ戻らねばならない。多くの場合，広場恐怖がパニック発作に引き続いて起こる。広場恐怖の本質は，逃げられない恐怖，助けが得られない恐怖である。

表3にDSM-Ⅳにおけるパニック発作，広場恐怖を同定するための診断基準，およびパニック障害の診断基準を示した。

1) パニック障害の精神力動的理解

精神力動的解釈は，一部のパニック障害患者を理解するうえできわめて重要な手段である。パニック障害患者は，「息が苦しい，逃げ場がない，死ぬのではないか，自分がコントロールできなくなるのでは」と訴える。力動的理解では，パニック障害でみられる症状は，無力な自己，強力な他者という，患者が抱いている無意識の感覚から由来していると仮定する。パニック障害患者は，急行電車や渋滞

表3 パニック発作，広場恐怖，パニック障害の診断基準（DSM-IV）

〈パニック発作の診断基準〉（パニック発作は独立した障害ではない）

強い恐怖または不快を感じる，はっきり他と区別できる期間で，その時，以下の症状のうち4つ（またはそれ以上）が突然に発症し，10分以内にその頂点に達する

1）動悸，心悸亢進，または心拍数の増加
2）発汗
3）身震いまたは震え
4）息切れ感または息苦しさ
5）窒息感
6）胸痛または胸部不快感
7）嘔気または腹部不快感
8）めまい感，ふらつく感じ，頭が軽くなる感じ，または気が遠くなる感じ
9）現実感消失（現実でない感じ）または離人症状（自分自身から離れている）
10）コントロールを失うことに対する，または気が狂うことに対する恐怖
11）死ぬことに対する恐怖
12）異常感覚（感覚麻痺またはうずき感）
13）冷感または熱感

〈広場恐怖の診断基準〉

A　パニック発作またはパニック様症状が，予期しないで，または状況に誘発されて起きたときに，逃げることが困難であるかもしれない（または恥ずかしくなってしまうかもしれない）場所，または助けが得られない場所にいることについての不安。広場恐怖が生じやすい典型的な状況には，家の外に一人でいること，混雑の中にいること，または列に並んでいること，橋の上にいること，バス，電車，または自動車で移動していることなどがある
　注）1つまたは2，3の状況だけを回避している場合には特定の恐怖症の診断を，または社会的状況だけを回避している場合には社会不安障害（社会恐怖）を考えること

B　その状況が回避されている（例：旅行が制限されている）か，またはそうでなくても，パニック発作またはパニック様症状が起こることを強い苦痛，不安を伴い耐え忍んでいる。あるいは同伴者を伴う必要がある

C　その不安または恐怖による回避は，以下のような他の精神疾患ではうまく説明されない。例えば，社会不安障害（例：恥ずかしさに対する恐怖のために社会的状況のみを避ける），特定の恐怖症（例：エレベーターのような特定の状況だけを避ける），強迫性障害（例：汚染に対する強迫観念のある人が，汚染と関連する場所を避ける），心的外傷後ストレス障害（例：強いストレス因子と関連した場所を避ける），分離不安障害（例：家を離れたり，または身近の家族から離れることを嫌がる）など

表3 パニック発作，広場恐怖，パニック障害の診断基準（続き）

〈パニック障害の診断基準〉

A （1）と（2）の両方を満たす
　（1）予期しないパニック発作が繰り返し起こる
　（2）少なくとも1回の発作の後1カ月間（またはそれ以下），以下のうち1つ（またはそれ以上）が続いていたこと
　　（a）もっと発作が起こるのではないかという心配が続くこと
　　（b）発作またはその結果が持つ意味（例：コントロールを失う，心臓発作を起こす，気が狂う）についての心配
　　（c）発作と関連のある行動が大きく変化する

B 広場恐怖が存在する（広場恐怖を伴うパニック障害），あるいは広場恐怖が存在しない（広場恐怖を伴わないパニック障害）

C パニック発作は，物質（例：乱用薬物，投薬）または身体疾患（例：甲状腺機能亢進症）の直接的な生理学的作用によるものではない

D パニック発作は，以下のような他の精神疾患ではうまく説明されない。
　例えば，社会不安障害（例：恐れている社会的状況に暴露されて生じる），特定の恐怖症（例：特定の恐怖状況に暴露されて），強迫性障害（例：汚染に対する強迫観念のある人がごみに暴露されて），心的外傷後ストレス障害（例：強いストレス因子と関連した刺激に反応して），または分離不安障害（例：家を離れたり，または身近な家族から離れたりした時）

　の高速道路といった，逃げ場のない状況で強い不安が出現する。そして特徴的なのは，この不安は親しい他者と一緒だと緩和されることである。他の不安障害では，ここまで他者に頼ることはない。精神力動的理解が無力な自己，強力な他者という無意識を想定するのは，パニック患者にこうした特徴が顕著に認められるからである。
　強力な他者に対して頼る一方，それから自立したいという気持ちも存在するため，依存と自立の間で葛藤が生じる。強力な他者から逃げられないこと，逃げ場がないことが恐怖であり，同時にそれから分離することにも強い不安がある。
　これらは患者に意識されることはなく，より象徴された形で現れてくる。すなわち，窒息感，逃げ場がない，自己コントロールを失う，そして死の恐怖である。患者の無意識にある逃げ場のなさは，より対処しやすい急行電車での逃げ場のなさに置き換わり，各駅停車に

乗ることで対処可能となる。一方，窒息感や動悸などの身体症状は，それに注目することによって患者にとって脅威となる無意識を押さえ込むことに役立つ。

　女性は社会でより従属的（依存的）立場に立たされるため，依存と自立との葛藤は，女性患者ではよりわかりやすい形で現れる。パニック障害に引き続いて起こる広場恐怖は女性に多く（後述），親しい人と一緒だと不安が軽減するという広場恐怖の特徴は，女性患者に顕著に認められる。

2) パニック障害の症状，経過における性差

　パニック障害の症状についても性差のあることが明らかになっている。息苦しさ，吐き気，窒息感は女性に多く，発汗と胃痛は男性に多いことが明らかにされている。不安障害の経過を8年間観察したHarvard/Brown anxiety research program（HARP）[14]によると，広場恐怖を伴わない純粋なパニック障害に関しては女性の再発率は男性の3倍であった。また別の研究から，女性のパニック障害患者では広場恐怖における回避行動の程度が強く，とくに患者が一人のときにその傾向が顕著であることが明らかにされた。

3) パニック障害における性差の生物学的説明

　パニック障害では，CO_2吸入と乳酸の投与によりパニック発作が誘発される。この過剰反応は女性患者で容易に誘発されることから，女性ではCO_2に対する呼吸反応性の亢進があると推測されている。また，この過剰反応性は月経前症候群患者でも認められることから，女性ホルモンがパニック障害の生物学的基盤に関与している可能性も指摘されている。このような呼吸生理学的男女差は，パニック障害の性差，先に述べた女性におけるパニック障害の経過の不安定さに関与している可能性がある。

　急性の不安時には，脳幹にある青斑核のノルアドレナリン神経細胞の活動性が亢進する。パニック障害患者にパニック発作を引き起こす物質（ヨヒンビン）は，青斑核の活動性を亢進させる。すでに述べたように，雌ラットではCRFによる青斑核の興奮性が雄に比

べ著しく亢進している。

　PET を用いた研究から，パニック障害ではさまざまな脳部位でセロトニン 1A 受容体の結合能の低下，およびセロトニントランスポーターの結合能の低下が認められる。前述したように，セロトニン 1A 受容体の結合能およびセロトニントランスポーターの結合能には性差があることが明らかにされているが，これらの特徴がパニック障害の性差にどのような影響を与えているかは不明である。

4）パニック障害の治療

　薬物療法としてはベンゾジアゼピン系薬物，SSRI，三環系抗うつ薬を用いる。

　ベンゾジアゼピン系薬物を用いるうえで注意すべき点は，パニック障害ではパニック発作の予測ができないことである。そのため力価が強く，半減期の長い薬物を用いる（半減期の短い薬物を 1 日 3 回投与するやり方は依存を引き起こす可能性があり，推奨されない）。ベンゾジアゼピン系薬物は，広場恐怖にはあまり効果がない。

　SSRI はパニック発作，広場恐怖の両方に効果があり，依存を起こしにくいという利点がある。しかし，効果発現まで時間がかかること，投与初期に不安が増強される場合があること，パニック発作に対する効果はベンゾジアゼピン系薬物より劣ることなどの欠点も有している。

　不安発作が頻発している患者に精神療法だけで治療するのは，現実的ではない。薬物療法によりパニック発作を軽減させてから，患者の置かれている状況を明らかにしていく。力動的精神療法においてはすでに述べたように，女性患者では顕著な依存と自立との葛藤に注目して面接を進めていく。また，広場恐怖に対しては行動療法的アプローチが効果的である。

5. 全般性不安障害

　全般性不安障害（generalized anxiety disorder：GAD）の本質は，過剰な不安と心配である。心配する内容は日常的なことであり，将来の悪い出来事を憂慮することが多い。統合失調症のように，奇妙であったり，あり得ない内容の心配ではない。また，強迫性障害のように不安を打ち消すための強迫行為も認めない。患者は不安や心配が過剰だとわかっていても，それをコントロールできない。

　DSM-Ⅳの診断基準を表4に示した。GADの診断については多くの問題点が指摘されている。とくに診断基準に含まれる6カ月間の罹病期間，心配が過剰であることなど，その根拠に否定的な研究報告を認める。また，GADの4分の3が大うつ病を経験すること，GADと大うつ病が同じ時期に並存することなどから，大うつ病との異同も議論されている。双生児研究からは，同じ遺伝子がGADと大うつ病の両方に影響を与えていること，その両方に性格特性としての神経質（neuroticism）が関係していることなどが明らかにされている。

　先に述べたHARPの研究[14]からは，GADは8年間の観察期間中少しずつ寛解に向かい，最終的な女性の寛解率は男性に比べやや低いものの，統計的な差はみられないことが明らかにされた。

　GADの薬物療法では，SSRIとSNRI（セロトニン-ノルアドレナリン再取り込み阻害薬）が第一選択薬となっている。ベンゾジアゼピン系抗不安薬を用いる場合は力価の弱いものでよい。また，タンドスピロンのようなアザピロン系抗不安薬も用いられる。

　GADの中心的症状である過剰な心配の背景には，将来の悪い出来事に対する過大な予測と，それに対処する能力の過小評価という患者特有の認知過程が存在する。したがって認知の歪みを治療のターゲットとする認知行動療法は，GADにとってきわめて有効な治療法である。

表4 全般性不安障害の診断基準（DSM-IV）

A （仕事や学業などの）多数の出来事または活動についての過剰な不安と心配（予期憂慮）が，少なくとも6カ月間，起こる日のほうが起こらない日より多い。

B 患者は，その不安を制御することが難しいと感じている

C 不安と心配は，以下の6つの症状のうち3つ（またはそれ以上）を伴っている（過去6カ月間，少なくとも数個の症状が，ある日のほうがない日より多い）
注）子どもの場合は，1項目だけが必要
(1) 落ち着きのなさ，または緊張感，または過敏
(2) 疲労しやすいこと
(3) 集中困難，または心が空白になること
(4) 易刺激性
(5) 筋肉の緊張
(6) 睡眠障害（入眠または睡眠維持の困難，または落ち着かず熟眠感のない睡眠）

D 不安と心配の対象が第Ⅰ軸障害の特徴に限られていない。例えば，不安または心配が（パニック障害のように）パニック発作が起こること，（社会不安障害のように）人前で恥ずかしくなること，（強迫性障害のように）汚染されること，（分離不安障害のように）家庭または身近な家族から離れること，（神経性無食欲症のように）体重が増加すること，（身体化障害のように）多彩な身体的愁訴を持つこと，（心気症のように）重大な疾患があること，に関するものではなく，また，その不安と心配は心的外傷後ストレス障害の期間中にのみ起こるものではない。

E 不安，心配，または身体的症状が臨床的に著明な苦痛または，社会的，職業的，または他の重要な領域における機能の障害を引き起こしている。

F 障害が，物質（例：乱用薬物，投薬）または一般身体疾患の直接的な生理学的作用によるものでなく，気分障害，精神病性障害，または広汎性発達障害の期間中にのみ起こるものでもない。

6. 社会不安障害

　社会不安障害（social anxiety disorder：SAD）の本質は，注目される，ないし恥ずかしい思いをする社会的状況や行為に対する恐怖である。SAD は日本の対人恐怖と類似しているが，対人恐怖では自己の態度，行為などの対人的状況における不適切さを重視している点で，SAD と微妙なニュアンスの違いがある。SAD では，行為に

対する恥ずかしさをより重視している。表5にDSM-Ⅳの診断基準を示した。

　すでに述べたように，米国の大規模な調査では，SADの有病率は女性に多い（PDやSADほど顕著ではない）ことが明らかにされた。しかし，日本の疫学調査では男性の有病率が女性を上回っている。SADは他の不安障害に比べ，社会・文化・時代の影響を受けることが知られている。日本では伝統的に対人恐怖症研究（SADにほぼ相当する）が盛んであるが，近藤[15]の調査によると，1950年から1959年にかけて森田療法の専門施設を受診した対人恐怖症者は，男性1,092名に対し女性257名と，男性が女性のおよそ4倍であった。時代とともに女性の対人恐怖症が増加している背景に，女性の社会進出が関与していると考えられる。

　またEL-Gabalawyら[4]は，恐怖がほとんどの社会的状況に向けられている全般性SADは女性に多く，非全般性SADは男性に多いと報告している。非全般性SADの多くは人前での発表不安が主であり，社会で発表の機会の多い男性に有病率が高いのは当然であろう。しかし，女性の社会的立場が男性と等しくなるにつれ，非全般性SADの女性の有病率は増加すると思われる。

　Behavioral inhibition（BI）とは，見知らぬ状況に対する恐れと回避傾向を示す幼児の行動特徴である。乳幼児期ではイライラ，極端な恥ずかしがり，臆病，就学前期では，物静か，用心深さ，孤立，見知らぬ状況での極端な行動抑制，過覚醒などの行動が含まれる。この気質について多くの研究がなされた結果，BIは小児期の不安障害の危険因子であり，長期経過をみた研究では，BIの17％がSADと診断された。また，BIにおける恐れのスコアは，女児で高いことが知られている。さらに，BIを示す幼児に対する親の養育態度についても，男女差および文化の差が認められている。文化にかかわらず男児のBIは女児に比べ親から不適切だと考えられているが，欧米に比べアジア圏ではBIに寛容である。こうした親の養育態度も，SADの性差，文化による有病率の差に関係していると考えられる。

　SADの薬物療法を考えるうえで，下位分類を知ることは重要である。人前での発表が唯一の不安状況であり，発表の機会が多くない

表5　社会不安障害（社会恐怖）の診断基準（DSM-IV）

A　よく知らない人たちの前で他人の注視を浴びるかもしれない社会的状況，または行為をするという状況の，1つまたはそれ以上に対する顕著で持続的な恐怖。患者は，自分が恥をかいたり，恥ずかしい思いをしたりするような形で行動（または不安症状を呈したり）することを恐れる
　　注）子どもの場合は，よく知っている人とは年齢相応の社会関係を持つ能力があるという証拠が存在し，その不安が，大人との交流だけでなく，同年代の子どもとの間でも起こるものでなければならない

B　恐怖している社会的状況への暴露によって，ほとんど必ず不安反応が誘発され，それは状況依存性，または状況誘発性のパニック発作の形をとることがある
　　注）子どもの場合は，大声で泣く，かんしゃくを起こす，動作が止まってしまう，またはよく知らない人と交流する状況から遠ざかるという形で，恐怖が表現されることがある

C　患者は，恐怖が過剰であること，または不合理であることを認識している
　　注）子どもの場合は，こうした特徴のない場合もある

D　恐怖している社会的状況または行為をする状況は回避されているか，またはそうでなければ，強い不安または苦痛を伴い耐え忍ばれている

E　恐怖している社会的状況または行為をする状況の回避，不安を伴う予期，または苦痛のために，その人の正常な毎日の生活習慣，職業上の（学業上の）機能，または社会活動または他者との関係が障害されており，またはその恐怖があるために著しい苦痛を感じている

F　18歳未満の患者の場合，持続時間は少なくとも6カ月である

G　その恐怖または回避は物質（例：薬物乱用，投薬）または一般身体疾患の直接的な生理学的作用によるものではなく，他の精神疾患（例：広場恐怖を伴う，または伴わないパニック障害，分離不安障害，身体醜形障害，広汎性発達障害，またシゾイドパーソナリティ障害）ではうまく説明されない

H　一般身体疾患または他の精神疾患が存在している場合，基準Aの恐怖はそれに関連がない（例：恐怖は，吃音症，パーキンソン病の振戦，または神経性無食欲症または神経性大食症の異常な食行動を示すことへの恐怖でもない）

〈該当すれば特定せよ〉
　全般性：恐怖がほとんどの社会的状況に向けられている場合（例：会話を始めたり続けたりすること，小さいグループに参加すること，目上の人に話をすること，パーティに参加すること）
　注）回避性パーソナリティ障害の追加診断も考慮すること

非全般性 SAD の場合には、ベンゾジアゼピン系薬物の頓用がよい。多くの対人場面で不安になり回避行動も認める全般性 SAD の場合には、SSRI を用いる。

　SAD の精神療法としては、本邦では森田療法が有名である。森田療法は、患者の症状の背景にある好ましい部分（人から悪く思われたくない＝よく思われたい）を正当に評価し、その心的エネルギーをより現実的な方向に向けるという、ユニークで実践的な精神療法である。また、SAD に対しても認知行動療法の有効性のエビデンスが集積されている。

謝辞：不安障害の性差を理解するための女性の心理社会的役割についての項目では、昭和大学医学教室平島奈津子先生から文献を紹介していただきました。深謝いたします。

文献

1) McLean CP, Asnaani A, Litz BT, et al：Gender differences in anxiety disorders：prevalence, course of illness, comorbidity and burden of illness. J Psychiatr Res　45：1027-1035, 2011.
2) Eaton NR, Keyes KM, Krueger RF, et al：An invariant dimen-sional liability model of gender differences in mental disorder prevalence：Evidence from a national sample. J Abnorm Psychol　121：282-288, 2012.
3) 川上憲人，土屋政雄，高崎洋介，他：平成 18 年度厚生労働科学研究補助金（こころの健康科学研究事業）こころの健康についての疫学調査に関する研究；分担研究報告書　特定の精神障害の頻度，危険因子，受診行動，社会生活への影響．
4) El-Gabalawy R, Cox B, Clara I et al：Assessing the validity of social anxiety disorder subtypes using a nationally representative sample. J Anxiety Disord　24：244-249, 2010.
5) Feingold A：Gender differences in personality：a meta-analysis. Psychol Bull　116：429-456, 1994. 1994.
6) Lynn R, Martin T：Gender differences in extraversion, neuroticism, and psychoticism in 37 nations. J Soc Psychol　137：369-373, 1997.
7) Miettunen J, Veijola J, Lauronen E, et al：Sex differences in Cloninger's temperament dimensions -a meta-analysis-. Compr Psychiatry　48：161-169, 2007.
8) Shear MK, Feske U, Greeno C：Gender differences in anxiety disorders. In Gender and its effects on psychopathology.(ed. Frank E). American Psychiatric Press, Washington. 1999.
9) Bäckström T, Andersson A, Andreé L, et al：Pathogenesis in

menstrual cycle-linked CNS disorders. Ann N Y Acad Sci 1007：42-53, 2003.
10) Cahill L：Why sex matters for neuroscience. Nat Rev Neurosci 7：477-484, 2006.
11) Kudielka BM, Kirschbaum C：Sex differences in HPA axis responses to stress：a review. Biol Psychol 69：113-132, 2005.
12) Yamasue H, Abe O, Suga M, et al：Gender-common and -specific neuroanatomical basis of human anxiety-related personality traits. Cereb Cortex 18：46-52, 2008.
13) Canli T, Desmond JE, Zhao Z, et al：Sex differences in the neural basis of emotional memories. Proc Natl Acad Sci U S A 99：10789-10794, 2002.
14) Yonkers KA, Bruce SE, Dyck IR, et al：Chronicity, relapse, and illness-course of panic disorder, social phobia, and generalized anxiety disorder：findings in men and women from 8 years of follow-up. Depress Anxiety 17：173-179, 2003.
15) 近藤喬一：対人恐怖の時代的変遷－統計的観察－．臨床精神医学 9：45-53, 1980.

(多田幸司)

● 強迫性障害

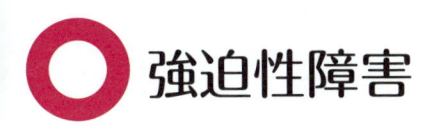

POINT

1. 強迫性障害（OCD）とは，自らの意思と関連なく生じる無意味ないし不合理な思考や行動に支配され，苦痛を感じ，時間が浪費され，社会的機能が妨げられる病態である。
2. 平均発症年齢は男性19歳，女性22歳であるが，多くの例は児童期までその兆候をさかのぼることができる。生涯有病率は2〜3％で，成人では性差はないが，女性では結婚や出産に関わる時期の発症が多い。
3. 強迫症状を伴う多彩な疾患が知られており，強迫スペクトル障害と呼ばれる。セロトニン機能の強弱，ドパミン機能の関与，背景に想定される神経回路の違いなどから，複数のスペクトル概念が提案されている。
4. 治療には認知行動療法と薬物療法が併用される。薬物はSSRIが用いられるが，うつ病と比較して，より高用量を必要とし，効果発現までに時間を要し，効果発現率も低い。

---

1. 強迫性障害とは

　幼児期は通常，同じであること，対称であることにこだわり，食事・入浴・就寝の手順など，いつもどおりのお決まりの行動をしたがる。寝る前には同じ挨拶をするなどの儀式的行為も行う。また，子守唄のリフレイン，揺りかごの振動，ブランコやシーソーなど，繰り返しを好む。すなわち，こだわりや繰り返しなどの強迫的傾向は発達中の子どもには普通にみられ，進化論的には生存に有利な現象であったと思われる。

　清潔好きや几帳面さ，あるいは癖や習慣などと異なり，強迫症状は自我違和的で不合理さへの洞察を持ち，不快感を自覚する。明確

第2章 女性とメンタル障害

表1 強迫性障害および類似した状態

自我違和的・不合理性への自覚あり	強迫性障害（OCD）	強迫観念や強迫行為は過剰で不合理との自覚があり，葛藤が生じ，抵抗しようとする。
自我親和的・不合理性の自覚なし	強迫性格	完璧主義，引っ込み思案，優柔不断，道徳的，厳格，頼まれごとに過敏（何か頼まれると反射的に不快な内的衝動が生じ，約束や保証は重大な契約と考え，人の期待に真剣になる）
	物質嗜癖（薬物，アルコール）や行動嗜癖（病的賭博，窃盗，放火，性的衝動，衝動買いなど）	繰り返し行動は快感，満足，開放感を伴う。
	心気症，摂食障害，身体醜形障害	外観や身体へこだわり，化粧・美容整形・過食・ダイエット・ドクターショッピングなどの行動は不安を軽減する。
	神経疾患（チック，トゥレット障害，シデナム舞踏病，ハンチントン病，エコノモ脳炎，一酸化炭素中毒，脳血管障害，前頭葉損傷，前頭側頭型認知症）	常同的反復行動
	慣習的行動	宗教的儀式，祭事，占い，アスリートのゲン担ぎ（試合や演技へのぞむストレスが大きいほど儀式をする），子どもの遊び（敷石を1つずつ踏んで歩く）

に不快と感じない場合でも漠然とした違和感を抱き，抵抗しようと試みるが，自らの思考や行動をコントロールできない。強迫症状に類似した状態は多くあり，その鑑別点を表1にまとめた。

　強迫行為（compulsion）の繰り返し行動は，不安を軽減することはあっても，楽しみをもたらすものではない。物質嗜癖や行動嗜癖の反復行為は快感をもたらし，外観や身体へのこだわり行動は不安を軽減する点で異なる。

強迫観念（obsession）は恐怖感とは異なる。強迫観念は思考であり，自分または他人を傷つけることを恐れ，汚染，ウイルス，細菌などが原因となり，避けることができない。一方，恐怖は情動であり，自分が傷つくことを恐れ，閉所，高所，蛇，クモなどが原因となり，避けることができる。

強迫性障害（obsessive compulsive disorder：OCD）は，自らの意思に反して生じる無意味ないし不合理な思考や行動に支配される。その強制力は内部から突き上げてくる強い衝動で，過剰あるいは不合理と感じても抵抗できない。苦痛を感じ，時間が浪費され，生活に支障をきたすが，演技する能力が高い場合には，周囲の人に言わず，家族にも隠し通す人もいる（自己完結型）。一方，周囲の人に大丈夫かと繰り返し尋ね，保証を求め続ける人もいる（巻き込み型）。

OCDに伴う生活上の支障で最も多いものは自尊心の低下であり，向上心の低下，周囲の人との関係悪化，家族や友人など親しい人間関係の崩壊，学業成績の低下，解雇・転職，アルコール・薬物の乱用，自殺念慮・自殺企図などもみられる。

2. 臨床的特徴

1) 頻度・性差・発症年齢

OCDの生涯有病率は2～3％である。大うつ病よりも少ないが，統合失調症やパニック障害よりも多い。発病は学童期から青年期が多く，平均発症年齢は男性19歳，女性22歳である。10歳以前の発症例は男児に多く，症状も重症であるが，10歳以降の発症は女性に多く，青年期発症例は女性のほうが重症である。成人では性差はなくなるが，女性では結婚や出産に関わる時期の発症が多い。

強迫症状の兆候は児童期までさかのぼれることが多く，小児期には自我違和感を伴いにくい。強迫行為から始まり，やがて強迫観念が出現し，その後も経過中に強迫症状の程度や内容が変遷する[1]。

2) 診断

OCDの診断は臨床症状に基づいて行われる（表2）[2]。自ら訴え

表2 強迫性障害の診断基準（ICD-10）

確定診断のためには，強迫症状あるいは強迫行為，あるいはその両方が，少なくとも2週間連続してほとんど毎日存在し，生活するうえでの苦痛か妨げの原因でなければならない。強迫症状は以下の特徴を持っているべきである。

(a) 強迫症状は，患者自身の思考あるいは衝動として認識されなければならない。
(b) もはや抵抗しなくなったものがほかにあるとしても，患者が依然として抵抗する思考あるいは行為が少なくとも1つなければならない。
(c) 思考あるいは行為の遂行は，それ自体楽しいものであってはならない（緊張や不安の単なる軽減は，この意味では楽しいものとはみなされない）。
(d) 思考，表象あるいは衝動は，不快で反復性でなければならない。

（含）制縛神経症（anankastic neurosis），強迫神経症（obsessional neurosis），強迫性神経症（obsessive-compulsive neurosis）

（文献2より）

ないため，医師が質問しないと見逃すことがある。

NICEガイドラインでは，以下の5つの質問を勧めている。
① あなたは何度も手洗いや掃除をしますか？
② あなたは何度も確認しますか？
③ 追い払いたいのに追い払えなくて，あなたを悩ませ続けている考えがありますか？
④ 毎日の活動をやり終えるのに長い時間（1日1時間以上）がかかりますか？
⑤ 順序正しいことや左右対称性にとらわれていますか？

3）症状

強迫観念については，汚染，懐疑，身体への心配，対称性，攻撃的衝動，性衝動の順で多く，強迫行為については，確認，洗浄，計算・数唱，質問，正確さ，溜め込みの順で多い。強迫観念や強迫行為の頻度は，社会文化的違いにもかかわらず類似したパターンを示すため，生物学的背景が想定されているが，いまだ診断基準に生物学的な客観的指標はない。

強迫症状のチェックリストには，エール・ブラウン強迫尺度（Yale-Brown obsessive compulsive scale：Y-BOCS）がある。強迫観念では，①汚染・不潔，②加害・攻撃的衝動，③対称性・正確さ，④身体の心配，⑤冒涜的考え・性衝動について，強迫行為では，①確認，②洗浄，③儀式について，それぞれの重症度（占拠される時間，社会的障害，苦痛，抵抗，制御など）を量的に評価する。治療効果判定のために開発された尺度であり，小児版 Y-BOCS もある。通常は 45 ～ 90 分間のインタビューを行って記入するが，簡便な自記式版もある[3]。

3. 症例

1) ケース1：確認と疑惑

グスタフ・マーラー（1860 ～ 1911 年）：オーストリアの作曲家，指揮者[4]。理想主義・完全主義的で，妥協を知らず，オーケストラの楽団員には絶対の権威者として君臨した。作曲するときは別荘の離れを聖なる領域と設定し，家族や使用人が入ることを嫌い，近隣の人たちまでも音をたてることを許さなかった。毎日の生活は判で押したように正確でなければならなかった。交響曲は長大で，精緻で，明白でなければならず，楽譜には細かい指示が書き入れられた。

18 歳年下の妻は結婚生活で自己犠牲を強いられてきたが，神経症の治療で転地療養中に男性から熱烈な求愛を受けた。50 歳のマーラーは妻が自分のそばにいることを確認せずにはいられなくなり，別の寝室で寝ているときもドアを閉めることを許さず，夜中にはしばしば妻のベッドの傍らに立っていることがあった。自ら精神分析医ジークムント・フロイトの診察を申し入れたが，妻が自分のそばにいることを確認せざるを得ない「疑惑」症状のため，予約の日時を電報で 3 回も変更せざるを得なかった。

マーラーの父は妻を過酷に扱い，子どもたちを鞭打つことを教育と考える暴君で，暗い運命を担った家族であった。フロイトはマーラーの症状が，抑圧された幼児体験を無意識のうちに繰り返す反復強迫であると指摘した。マーラーは崇高な旋律を作曲している最中

に通俗的な音楽が浮かんできて混乱するという症状に悩まされていたが，これは幼い頃に母親が虐待される光景を目撃し，いたたまれずに外へ逃げ出したときに聴いた非俗な曲であることに思い至った。

2）ケース2：洗浄

シェークスピアの戯曲「マクベス」には，マクベス夫人の洗浄強迫が有名な「夢遊の場」に描かれている[5]。

スコットランドの将軍マクベスは，魔女にそそのかされて国王ダンカンを殺し，王位を手に入れたが，やがて破滅の道をたどる。マクベスは以前から国王殺害の野望を妻に打ち明けており，マクベス夫人は王殺害の積極的な共犯者であった。実行の日に，スコットランド国王を城に迎えた晩餐の途中で，暗殺をためらって席を離れたマクベスをとがめ，マクベス夫人は激しい言葉で夫を叱咤激励する。国王の護衛は2人であったが，マクベス夫人は薬とともに酒を飲ませ，前後不覚にさせた。さらに，マクベスが国王殺しを実行したあと，マクベス夫人は血まみれの短剣を持って護衛の2人に血をつけ，そのそばに短剣をおいて，国王殺しの犯人に偽装している。国王殺しが発覚して皆がうろたえる中，マクベス夫人は卒倒する。夫人は演技として気を失ったふりをしたのか，本当に気絶したのかについては両説があり，シェークスピアに聞いてみないとわからない。

すべてが終わって野心を達成した後，マクベス夫人は良心の呵責にさいなまれ，心のバランスを失っていく。そして，心の葛藤を吐露し，洗浄強迫を繰り返す。

・・・・・・・・・・・・・・・・・・・・・・・・・・・・・

医師：あれはどういうことだ，あんなに手をこすったりして？
侍女：しょっちゅうなさっていますの，ああして手をお洗いになるような格好を。ときには15分ほども続くのですよ。
マクベス夫人：消えておしまい，いやなしみ！ 消えろというのに！

・・・・・・・・・・・・・・・・・・・・・・・・・・・・・

マクベス夫人：まだ血の臭いがする。アラビア中の香料をみんなふりかけても，この小さな手の臭いは消えやしない。ああ！ ああ！ ああ！

（マクベス　第5幕第1場，三神勲訳，角川文庫）

3）ケース3：汚染

　　ハワード・ヒューズ（1905〜1976年）：アメリカの大富豪，実業家，映画製作者，飛行家[6]。18歳のとき孤児となるが，莫大な遺産と石油・ガスの掘削機の特許を手に入れ，21歳から映画製作，航空機製作を始め，35歳のとき，米大陸横断飛行を行う。その後，航空会社を経営。「資本主義の権化」「地球上の富の半分を持つ男」と評された。

　　子どものときから病原菌に対する極度の嫌悪感があった。成人してからも，虫との接触を避け，虫が入り込むと駆除されるまで夕食会やビジネス会議が中断された。電話での会話は送話口を覆った保護用の紙性バリアを通して行われた。ドアノブを除菌されたハンカチで覆わないと触れられなかった。1946年の墜落事故時に痛み止めとして使われたコデインの中毒に陥り，強迫症状はさらに拍車がかかった。

　　1966年にラスベガスの有名なカジノホテルを買収すると，完全に除菌された最上階のスイートルームから，ほとんど外出しなくなった。病原体が家に侵入するのを防ぐためにドアや窓を密閉し，部屋の中はいつも暗く，自分に渡されるすべてのものが特製のティッシュペーパーに包まれているように要求して直接触れなかった。客が使用した陶磁器類は，客が帰った後に壊さなければならなかった。手を洗い始めると擦り切れて血が出るまで続けるため，事実上手の洗浄や入浴が不可能になった。常に全裸で過ごし，髪と髭は伸び放題で体は垢にまみれ異臭を放っていた。

4．関連病態

1）小児OCD[7]

　　乳幼児期の分離不安障害で，母親に「ぼくかわいい？」などと繰り返し尋ねたり，自分がいない間に母親に悪いことが起きるのではないかと強い不安に襲われたり，強迫に似た症状を示すことがあるが，自我違和感はない。

　　精神遅滞や発達障害，とくに自閉症スペクトラム障害で，強いこだ

わりや反復行動などの強迫症状に類似した症状を示す例が多いが，不合理性への自覚は乏しい。時刻表，辞書，カレンダーなどの繰り返しを好み，よく記憶する例もあるが，自我親和的である。もちろん，自我違和的で不合理性への自覚のある通常のOCDが合併することもまれでない。

　小児OCDは均一な特徴を持つ。それは，①家族内集積性，②チックの併存，③A群β溶連菌感染の関与，④学習障害や発達障害の合併，⑤男児優位性，⑥対称性，整理整頓，儀式的行為，⑦衝動性，攻撃性，引きこもり，⑧不合理性への洞察不良，などである。

　A群β溶連菌感染による猩紅熱は，急性扁桃腺炎，咽頭炎，皮疹で発症し，2〜3週後にリウマチ熱，3〜4週後に急性糸球体腎炎，3〜5カ月後にシデナム舞踏病へと経過することがあり，溶血性連鎖球菌感染症に伴う小児の自己免疫性神経精神障害（pediatric autoimmune neuropsychiatric disorders associated with streptococcal infection：PANDAS）と呼ばれる。大脳基底核の尾状核に対する自己免疫学的炎症機序が想定され，その特徴は，①OCDまたはトゥレット症候群の存在，②思春期前の発症，③症状の挿話的悪化，④神経学的異常所見の存在，⑤血漿交換や免疫グロブリン投与によるOCDやチック症状の改善，などである。

　PANDASの検査所見としては，①脳画像検査で線条体に形態異常，②リウマチ熱のBリンパ球形質マーカー（D8/17）陽性，③抗体価の変動と強迫症状・トゥレット症候群の季節性（秋または冬に増悪）が相関する，などである。

2）チック関連OCD

　チック障害やトゥレット症候群のおよそ1/3にOCDが合併する。また，小児OCDでは約半数例にチック症状がみられる。このようなチック関連OCDには性差があり，男性に多い。衝動のコントロールが悪く，攻撃性，性，対称性などに関する強迫観念が目立ち，汚染の強迫観念は少ない。強迫行為では，触る，瞬きをする，数える，自分を傷つけるなどが多く，洗浄の強迫行為は少ない。強迫行為は自動的に生じ，不快感を伴いにくい。

強迫性障害

　トゥレット障害とは，多様性の運動チックと，1つ以上の音声チックが1年以上持続する症候群と定義される。平均発症年齢は7歳で，単純運動チックが最も早く出現し，次いで複雑運動チックや単純音声チックが生じる。複雑音声チックの出現は10歳過ぎである。複雑運動チックとは，人や物に触る，自分を叩くなど，ややゆっくりで目的性があるように見える。単純音声チックには咳ばらいが多く，複雑音声チックは状況に合わない単語や句の繰り返しである。

　トゥレット障害に特異的な複雑音声チックとして，反響言語（エコラリア echolalia）や汚言症（コプロラリア coprolalia）があり，外的な刺激に誘発されて考えたくないことを考えてしまい，言いたくないことを言ってしまうといった強迫的特徴が明らかである。

　チックの種類，部位，強さ，頻度などは経過中に変動し，軽快・増悪を繰り返し，成人期以降は軽快・消失に向かう。チックが起こる部分にむずむず感を覚え，衝動性が高まり，チックをせずにはいられないという抵抗し難い感覚があり，前駆衝動（あるいは知覚現象，感覚チック）と呼ばれる。チックが起きるとこの前駆衝動が消失し，すっきりしたり，ほっとしたり，開放感を感じる。前駆衝動を打ち消そうとして儀式的行動を行うこともある。年齢が高くなると，チックそのものよりも前駆衝動が生活に支障をきたすことがある。

5. 強迫スペクトル障害

　とらわれ，あるいは反復的・儀式的行動を特徴とする一群の疾患を強迫スペクトル障害（obsessive compulsive spectrum disorder：OCSD）と呼ぶ[8]。

1）強迫性と衝動性を軸にしたOCSD

　セロトニン機能は強迫症状と相関しており，アンフェタミンやコカインは強迫症状を悪化させ，シュルームやLSDは強迫症状を改善する。強迫性はセロトニン機能が亢進しており，損害回避傾向や予期不安が強いと考えられる。そこで，強迫性の強い順に，強迫性障害，心気症，身体醜形障害，摂食障害，トゥレット障害を並べる。

第2章 女性とメンタル障害

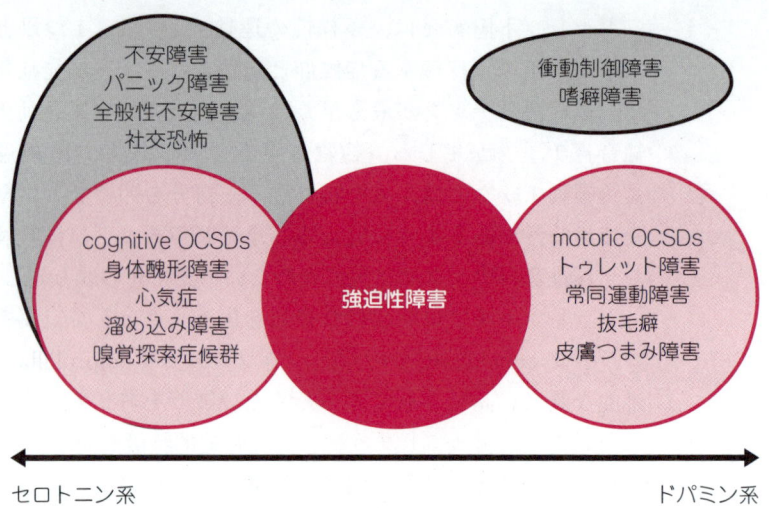

図1 強迫スペクトル障害

（図中のラベル）
- 不安障害／パニック障害／全般性不安障害／社交恐怖
- 衝動制御障害／嗜癖障害
- cognitive OCSDs：身体醜形障害／心気症／溜め込み障害／嗅覚探索症候群
- 強迫性障害
- motoric OCSDs：トゥレット障害／常同運動障害／抜毛癖／皮膚つまみ障害
- セロトニン系 ←→ ドパミン系

一方，衝動性はセロトニン機能が低下しており，新奇性追及傾向が強く，予期不安が弱いと考えられ，衝動性の目立つ順に，反社会性パーソナリティ障害，境界性パーソナリティ障害，性倒錯，病的賭博，依存症を並べる．中間に抜毛癖（hair-pulling disorder）を置き，これは強迫性と衝動性を同等に持つとするスペクトル概念である．

2）中核OCDを想定したOCSD

中核にOCDを置き，周辺に衝動性パーソナリティ障害，身体表現性障害，解離性障害，無茶食い症候群，強迫性統合失調症，発達障害，基底核障害，衝動制御障害，チック障害を布置するスペクトル概念である．また，周辺の疾患群を，①身体感覚や容姿へのとらわれ，②衝動制御障害，③神経障害と3群に分けることもある．

現在検討されているDSM-5草稿では，セロトニン系の関与の強い認知性（cognitive）OCSDと，ドパミン系の関与の強い運動性（motoric）OCSDを対置させるスペクトル概念（図1）が提案されている．認知性OCSDには，身体醜形障害，心気症，溜め込み障害（hoarding disorder），嗅覚探索症候群（olfactory reference disorder）などがあり，広義の不安障害に含まれる．一方，運動性

OCSDには，トゥレット障害，常同運動障害，抜毛癖，皮膚つまみ障害（skin picking disorder）などが含まれ，これらは衝動制御障害や嗜癖障害と区別される。

6. 神経回路の障害[9]

　前頭葉や基底核を障害する神経疾患にはOCDがしばしば合併する。シデナム舞踏病，エコノモ脳炎，有棘赤血球舞踏病，歯状核赤核淡蒼球ルイ体萎縮症，一酸化炭素中毒による両側レンズ核損傷，血管障害や虚血による尾状核や被殻病変などである。

　前頭葉損傷では，病的賭博，抜毛癖，性的強迫，窃盗癖，買い物強迫などといった衝動制御障害が出現する。前頭葉ピック病では，毎日同じおかずを作る，毎日同じ時刻に同じコースを散歩するなどの時刻表的行動（固執性）がみられる。

　OCDの機能画像検査では，眼窩前頭皮質，線条体，前部帯状回などに機能異常（糖代謝亢進，血流増加）がみられ，OCDの背景にある神経回路の障害が明らかになりつつある。

　これらにより，OCDは前頭葉と基底核の神経回路障害，すなわちcortico-striatal-thalamic-cortical circuit（CSTC回路）の異常が想定されている。前頭葉と基底核には複数の神経回路が存在し，それぞれ異なった回路がさまざまな強迫症状に対応すると考えられている（multidimensional model）。「対称性・正確さ」には，眼窩前頭葉－前部帯状回－線条体（尾状核頭部）回路の活動亢進が指摘され，尾状核のゲート機能亢進や前部帯状回の葛藤処理機能の亢進が想定されている。「確認」には基底核，背側前頭葉の関与が大きく，「洗浄」には腹内側前頭前野の関与が大きいなどである。

　強迫症状には皮質レベルの関与が大きいが，常同性には基底核などの衝動制御に係る領域の機能障害が関与する。さらに，トゥレット障害では，運動皮質，前運動皮質，背側線条体の関与が大きい。チックには前駆症状を伴うが，機能画像研究ではチック出現の直前に前部帯状回，島皮質，補足運動皮質，頭頂弁蓋といった傍辺縁系領域の神経回路の賦活が上昇することが指摘されている。

7. 治療

　OCD の治療は薬物療法と認知行動療法であるが，両者の有効性は同等と言われる。薬物療法のみでは十分な効果が得られず，副作用や中断時の再発が問題となる。認知行動療法は導入が困難な例があり，治療者の技量により効果に差が生じるなどの問題がある。

1）薬物療法

　1968 年に OCD に対するクロミプラミンの効果が発見され，その後デシプラミンやノルトリプチリンなどのノルアドレナリン再取り込み阻害作用が強い抗うつ薬は効果がなく，SSRI が有効であることが明らかとなった。現在，日本で推奨されている薬物治療アルゴリズムを図2に示した[10]。日本で OCD への適応が認可されている薬物は，SSRI のフルボキサミン（至適用量 100〜300mg）とパロキセチン（同 40〜50mg）の2種類である。

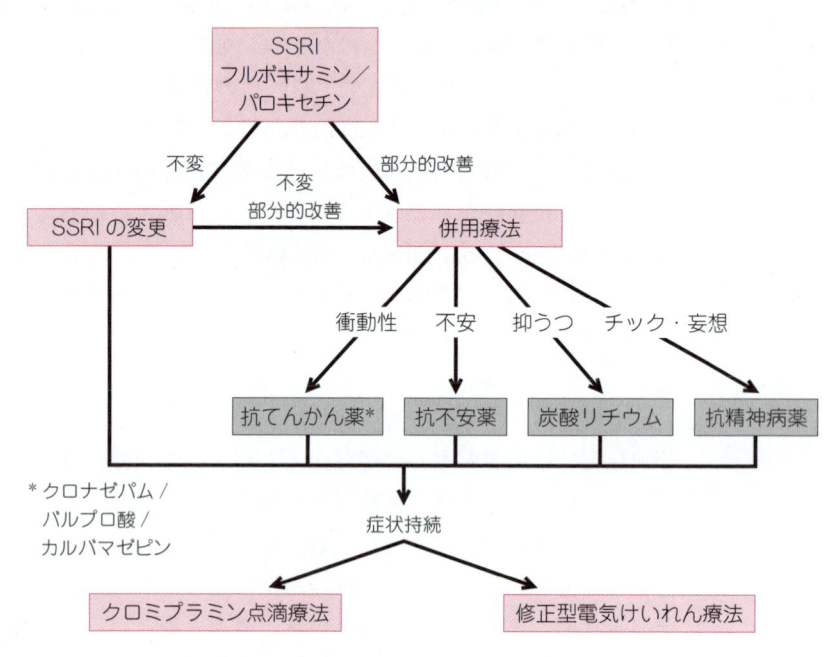

図2　強迫性障害の薬物療法アルゴリズム

SSRIはうつ病に用いる用量よりも高用量が必要であり，例えばパロキセチンの最大用量はパニック障害30mg，うつ病40mg，OCD 50mgである。効果の発現も遅く，うつ病では2週間を要するが，OCDでは3週間，ときには6週間以上を要する。OCDの反応率・改善率もうつ病より低く，中等度以上の改善は半数程度である。

SSRI単剤の十分量を十分な期間使用しても効果がない，あるいは乏しいとき，他剤の併用を試みる。衝動性の目立つ例であれば抗てんかん薬，不安の強い例であれば抗不安薬，抑うつのある例では炭酸リチウムを併用する。抗不安薬には耐性や依存性があるため，長期にわたって漫然と連用してはならない。

チック障害，トゥレット障害，自閉症スペクトラムの併存例や外在化障害の顕著な例では抗精神病薬を併用する。自我親和的で不合理性の自覚が乏しい強迫観念（強迫的妄想）を示す場合は，精神病性OCDと呼ばれる。また，統合失調症にOCDが合併することがあり，強迫症状に対する批判を欠く。このような例にも抗精神病薬が用いられる。

2）認知行動療法

強迫症状は学習された不適応な行動と考え，新たな適応的行動を修得するのが行動療法である。強迫行為によって不安や不快感が一時的に軽減するため，強迫行為がさらに増悪し，維持されるという悪循環を呈する例には，暴露反応妨害法が行われる。

まず，強迫症状について，「いつ，どこで，どれくらい」かを評価し（行動評価mapping），苦痛状況のヒエラルキーを作成する。そして順次，これまで避けていた苦痛な行為や状況に自分自身を曝露し，時間とともに不安感が低下することを体験してもらう。反応妨害によって強迫行為を一時的に阻害し，強迫行為を行いたいという衝動が時間とともに減弱することを体得する。不快を経験して，それに耐えることを学ぶため，症状への不合理感が強く，症状発現のメカニズムを理解し，自らその治療法をやってみたいという高いモチベーションが必要で，十分に時間をかけた認知的アプローチが前提となる。

治療が継続できれば有効性が高く，再発率は低い。服薬への抵抗が強い患者や，妊娠中の患者には単独で行われることもあるが，通常は薬物療法と併用する。

3）その他の精神療法

森田療法は日本で開発された独自の治療法である。加害などの偶発的な考えが，そうあってはならないという拮抗心から恐怖をもたらし（精神拮抗作用），さらに注意と感覚の悪循環（精神交互作用）によって増強すると考える。強迫の病理を「とらわれ」ととらえ，「あるがまま」の純な心を取り戻す精神療法である。

自我違和感や症状への不合理感に乏しいか，症状発現の洞察が得られないなどの理由で認知行動療法の適応とならない例には，適応的な行動を模範とするモデリングなどが行われる。

4）その他の治療

各種治療に反応しない（治療抵抗性 OCD）場合，日本ではクロミプラミン点滴療法や修正型電気けいれん療法が試みられることがある。外国では重症 OCD に深部脳刺激療法（deep brain stimulation：DBS）が試みられている。

DBS の適応基準案として，①DSM-IV-TR の構造化面接で OCD の診断，②症状が重症（Y-BOCS で 30 点以上），③生活機能低下が著しい（GAF で 45 点未満），④罹病期間が 5 年以上で，3 種類以上の薬物および認知行動療法で効果が不十分，⑤70 歳以上および他の精神科領域の合併症がない，などが提案されている。

8. 溜め込み障害について

溜め込み障害は，①物を捨てられず，溜め込んでいる，②溜めたいという衝動，あるいは捨てることへの苦痛がある，③元来の目的を損なう程度に，生活や職場空間が占拠され支障が生じている，④苦痛や機能的障害をきたしている，といった特徴を示す。統合失調症，認知症，摂食障害など他の精神障害に伴って出現する場合があ

ること，汚染や正確性などの中核的な強迫症状と関連しないこと，SSRI に対する反応が悪いことなども指摘されている．精神病理面，遺伝要因，生物学的病態，治療反応性が異なることから，OCD とは独立した障害の可能性が検討されている[11]．

文献

1) C. セペダ（松浦雅人　監訳）：小児・思春期「心の問題」面接ガイド．MedSi, 2001.
2) 融　道男，中根允文，小見山實，大久保善朗　訳：ICD-10 精神および行動の障害．臨床的記述とガイドライン，新訂版．医学書院，2005.
3) Federici A, Summerfeldt LJ, Harrington JL, et al：Consistency between self-report and clinician-administered versions of the Yale-Brown Obsessive-Compulsive Scale. J Anxiety Disord　24：729-733, 2010.
4) 三枝成彰：大作曲家たちの履歴書．中公文庫，2009.
5) シェークスピア（三神　勲　訳）：マクベス．角川文庫，1996.
6) ジョン・キーツ（小鷹信光　訳）：ハワード・ヒューズ．ハヤカワ文庫，2005.
7) M. ダルカン，R. マルチニ（松浦雅人　訳）：小児・思春期「心の問題」診療ガイド．MedSi，2000.
8) Hollander E, Kim S, Braun A, et al：Cross-cutting issues and future directions for the OCD spectrum. Psychiatry Res　170：3-6, 2009.
9) Del Casale A, Kotzalidis GD, Rapinesi C et al：Functional neuroimaging in obsessive-compulsive disorder. Neuropsychobiology　64：61-85, 2011.
10) Bandelow B, Sher L, Bunevicius R et al：Guidelines for the pharmacological treatment of anxiety disorders, obsessive-com-pulsive disorder and posttraumatic stress disorder in primary care. WFSBP Task Force on Mental Disorders in Primary Care; WFSBP Task Force on Anxiety Disorders, OCD and PTSD, Int J Psychiatry Clin Pract. 2012 [Epub ahead of print].
11) 松永寿人：強迫スペクトラム障害の展望－DSM-5 改訂における動向を含めて．精神経誌　113：985-991, 2011.

（松浦雅人）

身体表現性障害（複合身体症状障害）

> **POINT**
> 1. プライマリ・ケアにおいて，なんらかの身体症状を訴えて受診するものの，その症状を説明するだけの身体疾患の診断が十分にできない病像を持つ患者がよくみられ，その多くは身体表現性障害と診断される。
> 2. 身体表現性障害は，多様な症状を呈する身体化障害，健康に関する強い不安を呈する心気障害，痛みを主徴とする疼痛性障害，身体化障害の軽症型である鑑別不能型身体表現性障害，症状が自律神経の支配下にある器官に生じる身体表現性自律神経機能不全などに分けられる。
> 3. 治療には，精神療法と薬物療法がある。精神療法では，患者の訴えをよく聞き治療関係を築くこと，身体的訴えや生活状況にまつわる感情を聞いて言語化を促すこと，気長に付き合い症状があっても患者ができることを増やしていくこと，などを心がける。薬物は選択的セロトニン再取り込み阻害薬（SSRI）が主体となる。
> 4. うつ病や不安障害が合併していることがあり，身体表現性障害の背景に隠されたこれらの疾患を見逃さないことも重要である。

はじめに

　身体症状を訴えて受診する患者のうち，診察や検査を行ってもはっきりした原因が発見できず，身体医学的に説明できない身体症状を持つ患者がいる。こうした患者の中には，とくに身体的な問題はない旨を告げても，安心するどころか納得せず，もっと検査をするよう要求したり，自分で病気について調べてきて病名などを提案したり，さらには診療に不満を述べて別の医師を受診し，これらを繰り返す人もいる。
　実際，医学的に説明できない身体症状を持つ患者は，程度の差は

あるもののプライマリ・ケアでは少なくなく，受診者全体の10～30％がこのような身体症状を訴えるといわれている[1]。Kroenkeら[2]によれば，プライマリ・ケアにおいて最もよくみられる10の症状（胸痛，疲労感，めまい，頭痛，浮腫，背部痛，呼吸困難，不眠，腹痛，しびれ）について病因を調べたところ，器質的原因が確認された症状は16％のみで，10％は心因性と考えられ，さらに残りの74％の症状は原因不明であったという。

そして，これらの患者のなかには，その訴えに従ってなんらかの身体疾患の疑い病名を付けられるか，「自律神経失調症」や「不定愁訴症候群」などと診断されて，それぞれの身体科の外来に通院している者もいる。このような患者のうち，改めて精神科的に診察すると，うつ病や不安障害といった診断がつく患者もいるが，これらの診断にも合致せず，あるいはこれらの診断だけでは説明しきれず，プライマリ・ケア医がその対応に苦慮することも多い。こうした患者は，ここで概説する「身体表現性障害（Somatoform Disorders）」に該当する者も実際には多く，この症候群の概念と診療の際のポイントを理解しておくことは，女性医療に携わる医師にとっても役立つものと思われる。

1. 身体表現性障害とは

精神科の診断基準であるDiagnostic and Statistical Manual of Mental Disorders-Forth Edition（Text Version）（DSM-IV-TR：米国精神医学会APA）[3]やInternational Statistical Classification of Diseases and Related Health Problems-10th Edition（ICD-10：世界保健機関WHO）[4]によれば，身体表現性障害とは，なんらかの身体疾患を示唆する身体症状は存在するが，その症状を説明するだけの身体疾患の診断が十分にできない病像をいう。

したがって，診察や検査を繰り返しても所見は陰性で，症状には身体的基盤はないという医師の保証にもかかわらず，患者はさらなる医学的検索を執拗に要求したり，繰り返し身体症状を訴えたりする。仮になんらかの身体的障害があるにしても，それらは患者の訴

える症状の性質や程度，あるいは患者の苦悩やとらわれを説明できるほど重いものではない。

また，患者の訴える症状の発現や持続が，患者の生活上不快な出来事，あるいは困難や葛藤と密接な関係があると考えられるときでさえ，患者は心理的原因の可能性について話し合おうとすることに抵抗を示す。

しかも，症状からくる苦痛によって，患者は医療機関，とくに身体科を頻回に訪れるにもかかわらず，症状の軽減は実際には乏しく，その結果医療に対して不信感を持ちやすく，逆に医師は陰性感情を抱きやすくなり，最終的に患者－医師関係は不良となりがちである。

2. 身体表現性障害の分類

この症候群の概念について，DSM-IV-TR [3] および ICD-10 [4] を合わせ，さらに現在は草案の段階ではあるが今後発表される予定のDSM-5 [5] の概念（複合身体症状障害 Complex Somatic Symptom Disorders と名称変更）も取り入れて身体表現性障害の分類を行うと，主な障害としては表1に示した5つに分けられる。

1）多様な症状を呈するもの－身体化障害（Somatization Disorder）

訴える身体症状は多彩で，部位もさまざまであり，繰り返し起こったり変化したりして，病像が一定しない。症状は身体のどのような部位や器官にも起こるが，疼痛（頭痛，胸痛・腹痛，背部痛，関節痛など）や消化器系の症状（悪心，嘔吐，鼓腸，下痢など），性や月経に関する症状（性的無関心，勃起または射精機能不全，月経

表1 身体表現性障害の主な分類

身体化障害
心気障害
鑑別不能型身体表現性障害
疼痛性障害
身体表現性自律神経機能不全

（DSM-IV-TR [3]，ICD-10 [4] および DSM-5 [5] を参照）

不順，妊娠中を通じての嘔吐など），偽神経学的症状（協調運動または平衡の障害，麻痺または部分的な脱力，嚥下困難または喉の塊，触覚または痛覚の消失など）が多く，しかも患者の訴える身体症状は，既知の身体疾患や薬物の直接的作用によって完全には説明できない。通常は成人早期に始まり，経過は慢性的（少なくとも2年以上）で動揺する。

　これらの結果，社会的に著しい機能障害をきたすため，患者は検査よりも治療，すなわち症状を取り除くことを要求し，薬を欲しがるが，これが薬物への依存や乱用につながる。場合によっては，複数の医療機関にかかっていて多くの処方を出されていることもある。もしすでになんらかの身体疾患がある場合は，その疾患の既往歴や身体診察所見，臨床検査所見から予測される症状をはるかに超えている。男性よりも女性に多い。性格傾向としては演技的ないし自己愛的なことが多く，異性関係の破綻など，概して自己中心的な対人葛藤状況において発症する傾向がみられる[6]。また，顕著な抑うつと不安がしばしば存在し，こうした精神症状に対する治療が必要な場合もある。

2）健康に関する強い不安を呈するもの－心気障害（Hypochondriacal Disorder）

　訴える症状は1つか2つに集中するが，背景に重篤で進行性の身体疾患にかかっているのではないかというとらわれがあり，執拗に訴える。50歳以降に初めてこの疾患が現れることはまれで，経過は慢性（少なくとも6カ月）かつ動揺性である。患者は背後にある疾患を気にして検査を要求するが，薬物に対する態度としてはしばしば副作用を恐れ，過敏になる。

　男女どちらにも生じ，性格傾向は執着的[6]ないし強迫的[7]で，20～40歳くらいの人では心身の過労が続いている頃に不眠やアルコール過飲などが契機となって，40～60歳くらいの人では本人の身体疾患への罹患，家族や知人の病気や死亡などの不安体験が契機となりやすい[6]。随伴する能力の低下が著しくなると，家族内や社会的な人間関係を操作したりすることもある。顕著な抑うつや不安が

しばしば存在し，そのためにこうした精神症状に対する治療や付加的な診断が必要なことがある。

3) 痛みを主徴とするもの－疼痛性障害（Pain Disorder）

主な愁訴は，頑固で激しく苦しい痛みであり，それは身体医学的に完全には説明できない。もともと身体疾患がある場合もあるが，痛みの発症，重症度，悪化または持続には，心理的要因が重要な役割を果たしていると判断される。これらによって個人的に，あるいは医療的に援助を受けたり，注意を引いたりすることが増える。

年齢，性別，性格などに特定の傾向は認められないが，発病状況は概して事故や身体疾患への罹患などの不安体験が契機になることが多い[6]。症状は身体各部の持続的疼痛と，それに伴う不眠が特徴である。

4) 鑑別不能なもの－鑑別不能型身体表現性障害（Undifferentiated Somatoform Disorder）

上記にあげた身体化障害の軽症型で，訴えが比較的少なく，程度も強くなく，日常生活にもほとんど支障をきたさないものであり，実際のプライマリ・ケアの臨床では多くの患者がこの残遺的なカテゴリーに該当する。例えば富永ら[8]は，総合病院の心療内科を受診した身体表現性障害の患者のうちの45.4％は鑑別不能型で，一番多かったと報告している。

以上，ここで取り上げた4つの分類はDSMに従った主な障害であるが，ICDではこれらのほかに，多症状性ではあるが，医学的に説明されない身体症状が自律神経系の機能障害を推定させる症状に限られており，偽神経症状や性的症状を含まず，また疼痛症状も胸痛だけに限定されている患者群を別に分けている。

5）自律神経の支配下にある器官に生じるもの－身体表現性自律神経機能不全（Somatoform Autonomic Dysfunction）

患者の示す症状が自律神経の支配下にある器官に生じるもので，心血管系，消化器系，呼吸器系，泌尿生殖器系の疾患による症状と同様な症状を呈する。その特徴は，動悸，発汗，紅潮，振戦のような他覚的な自律神経亢進徴候に基づく愁訴がみられることや，一過性の鈍痛や疼痛，灼熱感，重たい感じ，締めつけられる感じや腫れ上がっている，あるいは拡張しているという感覚などの，より特異体質的な，主観的で非特異的な症状を示すことがある。

堀川[9]によれば，医学的に説明されない身体症状についての報告はいずれも，頭痛，背部痛，関節痛などの疼痛症状とともに，高い頻度で倦怠感，心血管系，消化器系，呼吸器系などの自律神経症状であったという。先にあげた富永ら[8]の報告においても，心療内科を受診した身体表現性障害の患者のうち2番目に多かったのは自律神経機能不全で，14.6％を占めていた。また，身体化障害と同様にうつ病や不安障害の合併率も高いといわれている[9]。

温和，協調的，親切など環境適応的な傾向を持った同調性格の女性に多く，発病状況は心身の過労や不安体験が契機となりやすい[6]。

3．治療

1）精神療法

三浦[7]は身体表現性障害の患者に対する精神療法の原則を，症状を真摯に聞き，感情の言語化を促し，気長に付き合い，症状があってもできることを増やしていくことであると述べている。そこで，もう少し具体的に説明してみたい（表2）。

患者は治療者が思っているよりははるかに症状に対して苦痛を感じており，それを十分理解したうえで接しないと，患者との治療関係を築くことはできない。そのためにはまず，患者の訴えをよく聞くことが第一である。検査所見の異常や明らかな身体疾患は見つかっていなくても，患者の感じている苦悩や違和感はまぎれもなく存在することを保証し，必要であれば適宜検査や他科依頼を行ってい

表2 身体表現性障害患者への対応の原則

- 身体的訴えを真摯に聞き，患者との治療関係を築く
- 病名を伝え，これ以上の検査や治療が必要なほどの悪い病気ではないことを説明する
- 身体的訴えを聞きながら，それにまつわる感情を聞く
- 本人の生活状況や人間関係にまつわる感情を聞く
- 症状があってもできることを増やしていく
- 診察は予約日に限り，入院治療はできるだけ避ける
- 気長に付き合い，陰性感情をもたないようにする

く姿勢を示して，患者を安心させる[7]。もし，精神科や心療内科に紹介したとしても，しばらくの間は併診し，患者が見捨てられたという感覚をもたないようにすることが望ましい。

　身体表現性障害と診断したら，患者に病名を伝え，身体的に今すぐこれ以上の検査や治療が必要なほどの悪い病気ではないことを説明し，それでも患者の訴えているような症状があることは認めたうえで，はっきりした身体疾患の病名がつかず患者のつらさが他者にはわかってもらえないことでさらに苦痛を感じるであろうことを話し，今後は症状を軽減していく一方で，症状がある中でも，日常生活が少しでも円滑に過ごせるようにしていくことが当面の目標であることを伝える。

　その後の診察では，身体的訴えを聞きながら，それにまつわる不快感や怒り，さらに孤立感などの感情を聞いていくことが重要であり，また身体的訴え以外の本人の生活状況や人間関係にまつわる感情を聞いていくことがさらに重要である。なぜなら，患者は症状を訴えることで他者とのつながりを求めている面があり，症状を訴えなくても自分という人間を見てもらえる，話を聞いてもらえるという体験をしていくことが大切だからである[7]。

　診察は予約日にしか行わず，患者の必要に応じて外来受診することや入院治療はできるだけ避けることを原則とする。これは治療者が振り回されて陰性感情を起こすことを防ぐことだけでなく，患者が予約日まで症状や不安をコントロールし乗り切る体験を重ねていくことで，「症状にとらわれない」練習ができるからである[7]。

身体表現性障害のうち身体化障害は，市橋[10]が言うように病気をカバン一杯に詰め込み，医療機関に押し売りを繰り返している人のようで，「治療を求め続ける行動」が特徴といえる。そして，本質的な感情は怒りの感情であり，そこには疾病逃避と現実逃避の機制，自己不信と他者不信，無力感，悲しみの抑圧，傷ついた生活史上の出来事など，さまざまな問題が背後に隠されている。こうした患者に対しては，患者自身が現実を直視し能力の限界を自覚して，地に足のついた適応的な生活を再建できるように気長に援助していく[6]。

　一方，心気障害は「病気と主張する行動」が特徴で，病気であるということが利得となっており，これまで受動的な依存（甘え）が受け止めてもらえなかったという恨みの感情が基底にある[7]。こうした患者に対しては，病気の存在を否定せず，症状とともに生きるという，患者自体を受け止めることが求められる。したがって，治療を断ち切ることには慎重でなければならない。一般に，発症後もなんとか社会適応を続けようと努力する者も多い[6]。

　また自律神経機能不全では，症状に対する受容とともに，発病に関連した生活状況やそこで生じている患者の苦悩を理解しようとする温かい診療態度が何よりも大切で，患者は日常生活の中での不満や苦悩を安心して吐露できる相手を求めていることがわかる[6]。

　こうした患者の治療にあたって注意をしなければならないのは，往々にして治療者が患者に陰性感情を持ち，治療を敬遠したくなりやすいことで，その理由として堀川[11]は，症状がなかなか改善しないこと，患者，ときには家族からも繰り返し執拗に説明と保証を求められること，患者は苛立ちやすく医療者にあからさまな攻撃性を向けることがあること，さらに医療者がこのような患者への対応の方法を詳しく知らないことなどである。治療者にとって大切なことは，まず陰性感情に気づくことで，焦らずに気長に治療していく姿勢を示すことが，陰性感情を予防することにもなる。

　ここで解説してきたのは一般的な精神療法についてであるが，専門的に精神科で行われる認知行動療法については，薬物療法と同じように有効であり，身体症状の改善ばかりか，心理的苦痛や社会的，職業上の障害の軽減につながるという報告もある[12]。

2）薬物療法

使用する薬物としては，抗不安薬，抗うつ薬，抗精神病薬，睡眠薬，抗てんかん薬などがあり，これらが併用されたりもしているが，長期に服用する可能性を考えると，ベンゾジアゼピン系薬剤は依存性が問題となるため，最も一般的なのは選択的セロトニン再取り込み阻害薬（SSRI）である。

名越ら[13]は，身体表現性障害と診断された外来患者にパロキセチンを投与したところ，効果判定が可能であった85例のうち71例（83.5％）で改善がみられ，とくに循環器症状で高い有効率が得られたと報告している。そのほか，フルボキサミンやセルトラリン，エスシタロプラムでも有効性が報告されているが，これら抗うつ薬の身体症状に対する効果は，抑うつ症状の改善とは関連がないとする研究も多い。この点についてStahl[14]は，気分症状や不安症状のないさまざまな身体症状を訴える患者においても，抗うつ薬治療が有用である可能性があると指摘している。

実際に処方する際は，患者の訴えや求めに応じて頻繁に処方を変更したり，多剤併用したりせず，患者には症状は徐々に改善してくるので一定期間は同じ処方を継続することを説明しながら，経過をみていく必要がある。

4. 他の精神疾患との関係

身体表現性障害の患者はうつ病や不安障害の合併が多く，なかでも鑑別不能型にほぼ相当する多発性身体表現性障害と診断された人がそうでない人に比べてうつ病を合併するオッズ比は3.7（95％信頼区間2.0～6.7），不安障害を合併するオッズ比は3.6（95％信頼区間2.0～6.4）と報告されている[15]。

逆に，うつ病や不安障害の患者の半数以上が，医学的に説明されない身体症状を主訴にプライマリ・ケアを受診しているといわれており，プライマリ・ケアを受診した患者の身体症状の数が増えれば増えるほど，うつ病や不安障害である確率が増すという。このうち，うつ病では疼痛症状の頻度が高いことが特徴であり，一方，不安障

害では自律神経系の過剰覚醒に関連する胸痛・動悸・呼吸困難・発汗亢進などの症状が多いと堀川[9]がまとめている。ただし，身体表現性障害とうつ病ないし不安障害のどちらが先行するのかについては，いまだ結論が出ていない。

　こうした報告からもわかるように，プライマリ・ケアで身体表現性障害と診断された患者にうつ病や不安障害が合併していることが多いことから，身体表現性障害の患者の背景に隠されたこれらの疾患を見逃さないことも重要である。

文献

1) Kellner R：Somatization；theories and research. J Nerv Ment Dis 178：150-160, 1990.
2) Kroenke K, Mangelsdorff D：Common symptoms in ambulatory care；incidence, evaluation, therapy, and outcome. Am J Med 86：262-266, 1989.
3) American Psychiatric Association：Diagnostic and Statistical Manual of Mental Disorders, Forth Edition（Text Version）. American Psychiatric Publishing, Washington DC, 2000.
4) World Health Organization：International Statistical Classification of Diseases and Related Health Problems-10th Edition, Classification of Mental and Behavioural Disorders；Clinical descriptions and diagnostic guidelines. Geneva, 1992.
5) American Psychiatric Association：Draft of the fifth edition of Diagnostic and Statistical Manual of Mental Disorders Development, 2012.
http://www.dsm5.org/Proposed Revision/Pages/Somatic Symptom Disorders.asp
6) 笠原敏彦：心気症の診断と治療．総合病院精神医学　10：83-88, 1998.
7) 三浦聡太郎：不定愁訴に対する精神療法．臨床精神医学　41：317-322, 2012.
8) 富永敏行，和田良久，名越泰秀，他：心療内科外来を受診した身体表現性障害患者の臨床的特徴．心身医　47：947-954, 2007.
9) 堀川直史：身体表現性自律神経機能不全．臨床精神医学講座6．身体表現性障害・心身症（吉松和哉，上島国利編）．pp.145-158，中山書店，東京，1999.
10) 市橋秀夫：心気症と身体化障害の診断と治療．総合病院精神医学　10：90-95, 1998.
11) 堀川直史：鑑別不能型身体表現性障害．精神科治療学　26 増巻号：151-154, 2011.
12) 澤田法英：不定愁訴に対する薬物療法．臨床精神医学　41：301-308, 2012.

13) 名越泰秀, 渡邉 明, 中村光男, 他：身体表現性障害に対するSSRIの有用性について（第2報）－Paroxetineを用いて－. 臨床精神薬理 13：1177-1193, 2010.
14) Stahl SM：Antidepressants and somatic symptoms：Therapeutic actions are expanding beyond affective spectrum disorders to functional somatic syndromes. J Clin Psychiatry 64：745-746, 2003.
15) Lieb R, Meinlschmidt G, Araya R：Epidemiology of the association between somatoform disorders and anxiety and depressive disorders：An update. Psychosom Med 69：860-863, 2007.

（松島英介）

● 睡眠障害

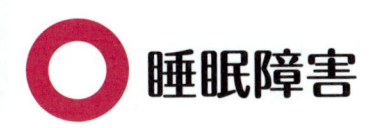

POINT

1. 不眠を訴える女性の割合は男性の2倍で，40歳台から50歳台にかけて上昇する。
2. 周閉経期女性では，不眠がエストロゲン低下による血管運動神経症状や抑うつ・不安と相互に共鳴しつつ，QOLを低下させる。
3. 不眠を訴える女性に対しては，まず睡眠衛生を励行したうえで催眠鎮静薬を処方する。
4. 周閉経期女性の不眠に対しては，催眠鎮静薬の他にホルモン療法やセロトニン再取り込み阻害薬も有効である。

---

1. 今日の社会と睡眠障害

「24時間社会」の定着に伴い，本来備わっているはずの「日の出とともに目覚め，日の入りとともに眠りにつく」という生理的な覚醒・睡眠のリズムから逸脱した生活行動をとる人々が増加し，それとともに，睡眠にまつわるさまざまな問題が注目を集めるようになっている。たとえば米国では，2011年4月に航空管制官の深夜勤務中の居眠りが相次いで発覚し，幸い大事故にはつながらなかったものの社会問題化した。これは医療従事者にとっても，他人事ではない話である。NHK放送文化研究所の調査によれば，日本人の平均睡眠時間は調査を開始した1970年以降2010年まで，一貫して減少傾向にある[1]。睡眠時間の短縮は肥満，耐糖能異常，高血圧，メタボリック症候群などの有病率を高め，その総和として冠動脈疾患を増加させ，死亡率を上昇させることが知られており，女性のヘルスケアを考えるうえで「睡眠」は非常に重要なテーマである。

「睡眠障害」という言葉は，一般には「不眠」と同義に受け取られることが多いが，不眠症の他にも，過眠症，概日リズム睡眠障害，

睡眠呼吸障害，むずむず脚症候群，周期性四肢運動障害など，幅広い疾患群を包含する総称である。厚生労働省の調査では，わが国における睡眠障害の総患者数は増加の一途をたどっている[2]。

個々の疾患については多くの興味深い問題があるが，本節では，他の睡眠障害に比べて有病率がきわめて高く，日常診療において接する機会の多い「不眠症」を中心に述べる。

2. 性・年齢と不眠

100万人以上の地域住民を対象としたある米国の調査では，不眠を訴える女性の割合は男性の約2倍で，40歳台から50歳台にかけて上昇する[3]（図1）。その一方で，別の2,600人の地域住民に他覚的な睡眠評価法であるポリグラフ（polysomnography：PSG）を行った研究では，女性は男性よりも平均して約20分長く眠り，かつ深睡眠である徐波睡眠の比率は，平均して23%対14%と高かった[4]。さらにこの徐波睡眠の比率は男性では年齢とともに低下するが，女性では一定である。

これらより，「女性は客観的には男性より良好な睡眠をとっているが，自分の睡眠に対して男性より強い不満を感じており，この乖離は年齢とともに大きくなる」といえそうである。このような「主観と客観の乖離」の問題が，睡眠に関する臨床研究の評価を複雑にしている。

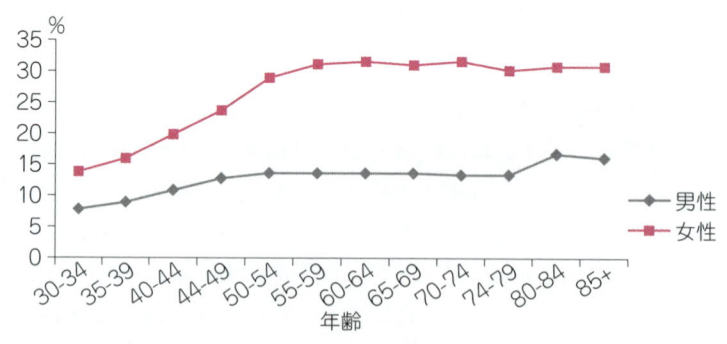

図1 不眠を訴える男女比率（文献3より）

3. 閉経前女性の不眠

　上述のように不眠を訴える女性の比率が40歳台から50歳台にかけて上昇することから，閉経が自覚的不眠のリスクファクターであることが予想される。そのため女性の不眠について考える際には，閉経前と閉経移行期・閉経後とを分ける必要がある。

　閉経前女性の睡眠における重要な問題として，月経周期との関連がある。月経前症候群（premenstrual syndrome：PMS）および月経前不快気分障害（premenstrual dysphoric disorder：PMDD）の症状の1つとして「過眠もしくは不眠」があることからも，黄体ホルモンが女性の睡眠に影響を与える可能性が推察される。

　実際にプロゲステロン（progesterone：P4）には催眠鎮静作用があり，PSGにおいても，睡眠潜時を短縮し，non-REM睡眠を増やすことが確認されている[5]。PMS/PMDDの症状が黄体期後期のP4低下とともに増悪することを考えると，PMS/PMDDの症状としての不眠は，催眠作用を持つP4の消退によるものと考えることも可能である。低用量経口避妊薬（oral contraceptive pills：OCP）が，このようなP4の体内変動を消失させることにより，PMS/PMDDを軽減させる効果があることは広く認められているが，実際にethinyl estradiol 20 μg + drospirenone 3 mgという組成を持つOCP（ヤーズ配合錠®）がPMS/PMDDの不眠症状を有意に改善することが，偽薬を用いたクロスオーバー試験で明らかにされている。

4. 閉経と不眠

　閉経前に比べ，閉経移行期から閉経後にかけて，不眠症を構成する入眠障害・中途覚醒・早朝覚醒を訴える女性の比率が有意に増加することが，米国の大規模コホート研究で明らかにされている[6]。われわれの施設では，更年期症状を訴えて外来を受診した中高年女性を対象に，医師と管理栄養士とによる系統的健康・栄養教育プログラムを実施しているが，プログラム参加者1,451名を対象とした検討では，半数以上の女性が生活に何らかの支障をきたすような中

等度以上の不眠を訴え，また不眠の重症化とともにあらゆる面で健康関連 QOL が低下することが明らかになっており[7]，この年代の女性にとって，不眠は重要な健康上の問題である。閉経に前後して不眠を訴える女性が増加する原因としてさまざまな機構が考えられるが，なかでも主要な因子として，(1) エストロゲンの減少と，(2) 抑うつ・不安の増加があげられる。

1) エストロゲンと周閉経期の不眠

閉経移行期から閉経後にかけて血中のエストラジオール（estradiol：E2）濃度は低下し，卵胞刺激ホルモン（follicle stimulating hormone：FSH）濃度は上昇する。周閉経期の症状のなかでこのホルモン動態の変化に最も強い影響を受けるのは，のぼせ・ほてりや発汗などの血管運動神経症状（vasomotor symptoms：VMS）である。

周閉経期の不眠の増加をエストロゲンの直接作用で説明しようとする立場もあるが，むしろ「エストロゲン低下によって夜間に頻発する VMS が不眠の原因となる」という仮説が優勢である。この仮説は，「VMS の重症度と不眠の重症度との間に有意な相関がある」ことを示した多くの研究によって支持されているが，一方で PSG などを用いた睡眠の「他覚的」重症度と皮膚の電気伝導度などを用いた VMS の「他覚的」重症度とを解析に導入すると，両者の間に相関がみられなくなるという問題がある。

この矛盾に対する 1 つの解釈として，VMS や不眠を訴える周閉経期の患者には，「正常な睡眠や自律神経活動を異常ととらえてしまう認知の障害」が存在する，と考えることも可能である。

2) 周閉経期の抑うつ・不安と不眠

不眠は抑うつ・不安と密接に，かつ双方向性に関連する。すなわち，気分障害を有する患者は不眠を訴えることが多く，また慢性的な不眠は気分障害の危険因子となる。閉経移行期に抑うつ・不安を訴える女性が増加することが知られており，周閉経期不眠の原因となっている可能性がある。

睡眠障害

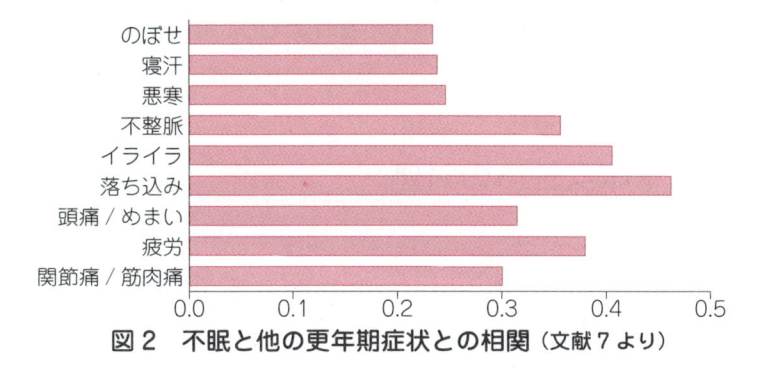

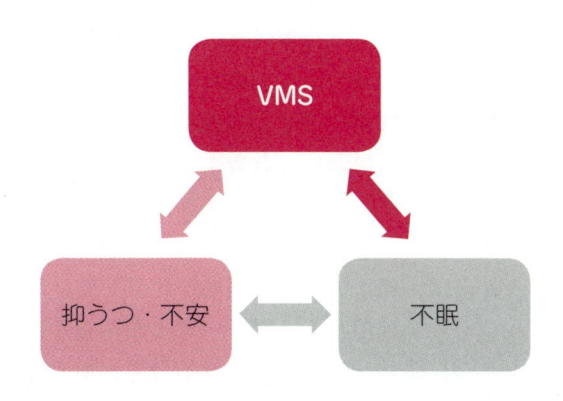

図2　不眠と他の更年期症状との相関（文献7より）

図3　周閉経期におけるVMS，抑うつ・不安と不眠との関係

　われわれの施設における検討でも，中等度〜重度の不眠を訴える女性の1/3以上には重症の抑うつが存在し，自覚的な不眠の程度はVMSよりも抑うつ・不安の程度と高い相関を示した（図2）[7]。また多重ロジスティック回帰分析を用いたわれわれの検討によれば，不安は入眠障害（difficulty in initiating sleep：DIS）に対して，抑うつは熟眠障害（non-restorative sleep：NRS）に対して，それぞれ独立の危険因子であった[8]。
　以上の関係に加えて，周閉経期女性においてはVMSと抑うつとの間にも有意な相関があることが明らかにされており，エストロゲン低下によるVMS，抑うつ・不安，不眠という3つの症状が相互

177　women's mental healthcare

に共鳴しつつ，この年代の女性の QOL を低下させていると考えられる（図 3）．

5. 不眠女性への対処

1）睡眠衛生について

　これまで述べてきたように，女性の不眠の病態生理については閉経前と閉経移行期・閉経後に分けて考える必要があるが，実際の臨床の現場で不眠を訴える女性に対応する際には，まず睡眠に関する生活習慣について確認する必要がある．「睡眠障害の診断・治療ガイドライン」[9]にまとめられた「睡眠障害対処 12 の指針」（表 1）には，睡眠時間についての考え方，就床起床時刻に関する注意，昼寝の取り方，食事や嗜好品の摂取方法，睡眠への運動や日照の影響など，日常生活において改善することが可能な項目がわかりやすく解説されており，患者とのコミュニケーション・ツールとしても有用である．

　たとえば，わが国では国際的に比較して，不眠を自覚する場合にアルコールを利用する人が多いことが明らかにされており，睡眠の質をさらに悪化させるような飲酒習慣がある場合には，その是正が

表 1　睡眠障害対処 12 の指針

1. 睡眠時間は人それぞれ，日中の眠気で困らなければ十分
2. 刺激物を避け，眠る前には自分なりのリラックス法
3. 眠たくなってから床に就く，就床時刻にこだわりすぎない
4. 同じ時刻に毎日起床
5. 光の利用でよい睡眠
6. 規則正しい 3 度の食事，規則的な運動習慣
7. 昼寝をするなら，15 時前の 20 〜 30 分
8. 眠りが浅いときは，むしろ積極的に遅寝・早起きに
9. 睡眠中の激しいイビキ・呼吸停止や足のぴくつき・むずむず感は要注意
10. 十分眠っても日中の眠気が強い時は専門医に
11. 睡眠薬代わりの寝酒は不眠のもと
12. 睡眠薬は医師の指示で正しく使えば安全

（文献 9 より）

必要になる。ただし，睡眠衛生を単独の治療として，あるいは他の治療と組み合わせた場合に有効であると勧めるだけの十分なエビデンスはないこと，不十分な睡眠衛生が不眠症の主たる原因である可能性は必ずしも高くないことも理解しておく必要がある。

2）睡眠障害への薬物療法

睡眠衛生に留意したうえでなお改善しない不眠に対しては，非薬物治療としての認知行動療法や精神療法などがあるが，ここでは実地臨床の現場で使用されることの多い催眠鎮静薬について述べる。

現在わが国で処方可能な催眠鎮静薬を表2に示す。半減期が2〜4時間の超短時間作用型，6〜10時間の短時間作用型，21〜28時間の中間作用型，36〜85時間の長時間作用型という分類がされており，入眠障害に対しては作用時間の短いものを，睡眠維持障害に対しては作用時間の長いものを，という使い分けが推奨されることが多いが，入眠障害と睡眠維持障害の両者を有する症例が多いこと，

表2 わが国で使用できる催眠鎮静薬の一覧

分類	一般名	商品名	用量 (mg)	半減期 (h)
超短時間作用型	zolpidem	マイスリー	5-10	2
	triazolam	ハルシオン	0.125-0.5	2-4
	zopiclone	アモバン	7.5-10	4
短時間作用型	eszopiclone	ルネスタ	1-3	6
	etizolam	デパス	1-3	6
	brotizolam	レンドルミン	0.25-0.5	7
	rilmazafone	リスミー	1-2	10
	lormetazepam	エバミール ロラメット	1-2	10
中間作用型	nimetazepam	エリミン	3-5	21
	flunitrazepam	サイレース ロヒプノール	0.5-2	24
	estazolam	ユーロジン	1-4	24
	nitrazepam	ネルボン ベンザリン	5-10	28
長時間作用型	quazepam	ドラール	15-30	36
	flurazepam	ベノジール ダルメート	10-30	65
	haloxazolam	ソメリン	5-10	85
メラトニン受容体アゴニスト	ramelteon	ロゼレム	8	1

作用時間の比較的短いものでも，ある程度翌朝への持ち越し効果を生じて日常生活に影響を及ぼす可能性があることなどから，一般身体科ではまず患者の反応を確認しながら超短時間ないし短時間作用型を処方することが多い。またとくに高齢者では転倒・骨折の危険性を考慮してなるべく筋弛緩作用の少ない非ベンゾジアゼピン系薬剤 zolpidem（マイスリー®），zopiclone（アモバン®），eszopiclone（ルネスタ®）などを処方する。

これらの催眠鎮静薬は，多くの場合有効であり患者満足度も高いが，その一方で臨床用量依存により処方が長期化する傾向があり，事前にこの点について患者とよく話し合っておく必要がある。

最近になって，これまでのベンゾジアゼピン受容体アゴニスト群とは作用機序の全く異なるメラトニン受容体アゴニスト ramelteon（ロゼレム®）も臨床導入されている。

6. 周閉経期不眠への対処

周閉経期女性が不眠を訴えて医療機関を受診した場合にも，まず「睡眠障害対処 12 の指針」に準じて睡眠衛生の再確認を行う。たとえばわれわれの施設での検討では，不眠を訴える周閉経期女性には 1 日 20 本以上の過度の喫煙者が有意に多く[7]，この年代の不眠女性に対する禁煙介入の必要性が示唆されている。これらの点を是正したうえでなお改善しない不眠については，薬物治療を考慮する。

図 2 に示すようにエストロゲン低下による「VMS」「抑うつ・不安」「不眠」の 3 つの症状が相互に共鳴し合って周閉経期女性の QOL が低下するとすれば，一方で，個々の症状を改善することが全体的な QOL の改善につながる可能性がある。すなわち薬物の選択肢としては，不眠に対する催眠鎮静薬のみならず，VMS 等に対するエストロゲン，抑うつ・不安に対する抗うつ薬・抗不安薬，さらにわが国独特のプラクティスである漢方薬などが考えられる。

1）エストロゲン

周閉経期不眠への VMS の寄与を重視する立場からは，エストロ

ゲンを用いたホルモン補充療法（hormone replacement therapy：HRT）［または最近の呼称ではホルモン療法（hormone therapy：HT）］が治療薬として最も合理的ということになる。

　HTの不眠に対する効果に関してそのエビデンスの大半を占めるのは，ごく最近までHTの中心的な薬剤であった結合型エストロゲン（conjugated estrogen：CE）（プレマリン®）である。通常用量のCE（0.625 mg）が自覚的な不眠症状を改善することを示す研究は数多く，最近ではWHIやWISDOMといった大規模臨床試験においてもその効果は確認されている。

　その一方で，PSGを用いてCE 0.625 mgの不眠に対する客観的効果を立証しようとした4つの研究のうち，睡眠効率の増加，睡眠潜時の短縮，中途覚醒の減少が確認された研究はそれぞれ1つずつしかなく，また，いずれの研究においても徐波睡眠の増加は示されなかった。ここに再び，周閉経期女性の不眠症状とエストロゲンの寄与に関する自覚と他覚の乖離の問題をみることができる。

2）催眠鎮静薬

　一般に用いられる催眠鎮静薬は，当然ながら周閉経期の女性にも有効である。最近でのプラセボ対照RCT所見でも，39〜60歳の不眠女性に対するzolpidem（マイスリー®）10 mgの効果，40〜60歳の不眠女性に対するeszopiclone（ルネスタ®）3 mgの効果が明らかにされている。とくに後者では，eszopiclone（ルネスタ®）投与により精神症状，血管運動神経症状も改善することが明らかにされており，相互に関連する多様な症状が，単一の治療によって同時に改善する可能性が示されている。

　われわれの施設での後方視的検討では，通常用量のHTと催眠鎮静薬の定時服用は，薬物治療を行わない場合に比べて有意に自覚的不眠症状を改善したが，催眠鎮静薬の頓服ではこのような効果が得られなかった[7]。さらにCE 0.625 mg（プレマリン®）によるHTと催眠鎮静薬定時服用とを比較すると，入眠障害や熟眠障害などを自覚する割合は，催眠鎮静薬で有意に低下したが，HTではこのような効果を認めなかった[10]。一方，催眠鎮静薬にはその他の更年

期症状を改善する作用は確認できなかった。また興味深いことに，催眠鎮静薬投与群では，収縮期・拡張期血圧，脈拍，体重，Body Mass Index（BMI），体脂肪率の減少が認められた。睡眠時間の短縮による交感神経系の緊張に伴って血圧が上昇すること，またレプチン・グレリン比が低下して摂食が増進することなどが知られており，催眠鎮静薬の降圧作用・体脂肪減少作用との関連が考えられる。

3）漢方薬

わが国独特の臨床的なプラクティスとして，健康保険制度下での漢方薬の使用があげられる。周閉経期に多様な症候を訴えて来院する中高年女性に対して，さまざまな有効成分の集合体である生薬を複数組み合わせた漢方薬の使用は合理的であるように思われ，また多くの女性は相対的に「ナチュラル」な漢方薬の使用に対して比較的寛容である。その一方で，大規模臨床試験になじみにくい漢方薬には，その効果に関するエビデンスに乏しいという難点がある。不眠を効能に謳う漢方処方は多数存在するものの，実際に更年期外来などでは当帰芍薬散，加味逍遥散，桂枝茯苓丸が処方されることが多い。われわれはこれらの，いわゆる「女性3大処方」に関して，その周閉経期不眠に対する効果を後方視的に検討した[11]。

上述の系統的健康・栄養教育プログラム参加者のうちで中等度以上の不眠を訴える女性に対して上記3種の漢方薬が処方された場合，当帰芍薬散では中途覚醒の若干の改善以外には著明な効果がみられなかったが，加味逍遥散では全般的な不眠症状改善の他に，入眠障害や熟眠障害を訴える女性の割合が顕著に減少した。桂枝茯苓丸はそもそも体重・体脂肪が多く血圧が高い症例に処方されており，全般的な不眠症状を改善するだけでなく，これらの症例の血圧・脈拍を低下させた[11]。なお，この効果はとくに不眠を有さない一般の更年期女性でも確認された。このように，漢方薬を使用するに当たっては患者の「証」に応じた処方の選択が重要であるが，周閉経期不眠に対しては，とくに加味逍遥散の効果が高いと考えられる。

4）抗うつ薬

　周閉経期女性の症状が相互に関連することから，抗うつ薬が抑うつ・不安のみならずVMSや不眠を軽減させる可能性も考えられる。2000年前後に，わが国に選択的セロトニン再取り込み阻害薬（SSRI）が相次いで導入されて以来，身体科一般診療の場での抗うつ薬の使用は比較的容易になった。興味深いことに，慢性うつ病に対して三環系抗うつ薬のimipramine（トフラニール®など）とSSRIのsertraline（ジェイゾロフト®）の効果を比較した研究によって，男性ではimipramine（トフラニール®など）の，女性ではsertraline（ジェイゾロフト®）の効果が有意に高いことが示されている[12]。

　周閉経期女性に対するSSRIの効果に関しては，使用経験において20年近く先行する欧米において，これまで多くのエビデンスが蓄積されてきた。まず周閉経期の抑うつに対してもSSRIが同様に有効であることは，多くの臨床試験によって明らかにされている。たとえばescitalopram（レクサプロ®）とHTとを比較した研究では，うつ病からの寛解率はHTよりもescitalopram（レクサプロ®）において有意に高かった[13]。

　SSRIに対する反応は閉経後に低下する，またセロトニン-ノルアドレナリン再取り込み阻害薬（SNRI）に対する反応は閉経による差がない，などとする報告もあるが，閉経後女性に対するSSRIとSNRIとの比較では，両者の治療効果に差を認めなかった。

　VMSに対する直接的な効果も広範に検討されており，これらの研究結果から，citalopram，paroxetine（パキシル®），escitalopram（レクサプロ®）などのSSRI，venlafaxine，desvenlafaxineなどのSNRIが，抑うつの有無とは独立にVMSに対して有効であることが明らかにされている。たとえばparoxetine（パキシル®）については，VMSを有する女性を対象とするプラセボ対照試験によって，コントロールドリリース製剤paroxetine CR（パキシル® CR）12.5 mgと25 mg[14]のいずれもがプラセボに比較して有意にVMSを抑制することが示されている（図4）。

　これらの効果は現在，5-HT$_{2A}$受容体仮説によって説明されている。すなわち，VMSの発生にはエストロゲン低下による視床下部の

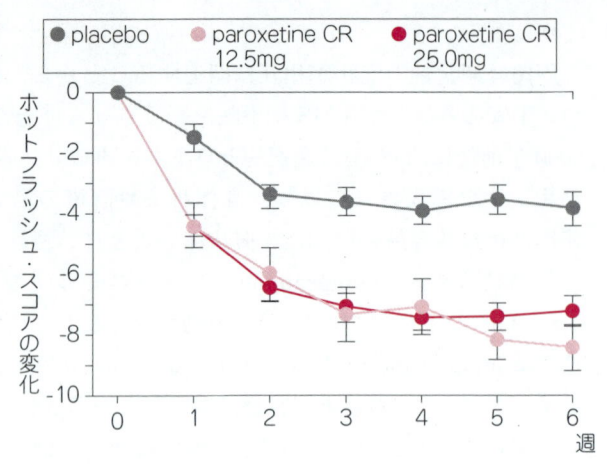

図4 paroxetine CR（パキシル®CR）によるVMSの抑制
（文献14より）

5-HT$_{2A}$受容体の感受性亢進が関与しているが，SSRIは5-HT$_{2C}$受容体を活性化することにより5-HT$_{2A}$受容体活性を低下させ，VMSの発生を抑制する。たとえば乳がんに対する術後補助療法として抗エストロゲン療法を受けている患者などでは，VMSに対してHTを行うことはできないので，SSRIは有用な選択肢となり得る。

このように，SSRIが周閉経期女性の抑うつに対してもVMSに対しても有効であるとすれば，それらと関連すると考えられる周閉経期の不眠に対してはどうであろうか。この点については「SSRIが不眠症状を有意に改善する」から「SSRIの副作用として不眠がみられた」までさまざまな報告があり，コンセンサスが得られていない。更年期症状を有する女性に対してplacebo, fluoxetine, citalopramを9カ月間にわたって投与した二重盲検RCTでは，抑うつ症状やVMSの改善度においては群間に差を認めなかったが，不眠症状に関してのみ，citalopram群において有意な改善をみたと報告されており[15]，SSRIの種類によっては，抑うつ症状やVMSとは独立に周閉経期女性の不眠症状を改善する可能性もある。

おわりに

　以上，女性の睡眠障害について，とくに周閉経期の不眠を中心に述べてきた。睡眠障害を訴える女性が増加しつつある一方で，睡眠に関する性差や自覚的・他覚的所見の乖離など，根本的な問題についての解明がいまだに進んでいないのが現状である。今後の研究が学際的に発展し，女性の健康増進に資することが望まれる。

文献

1) NHK放送文化研究所：2010年国民生活時間調査報告書．
2) 厚生労働省：平成17年患者調査報告．
3) Hammond EC：Some preliminary findings on physical complaints from a prospective study of 1,064,004 men and women. Am J Public Health Nations Health　54：11-23, 1964.
4) Redline S, Kirchner HL, Quan SF, et al：The Effects of Age, Sex, Ethnicity, and Sleep-Disordered Breathing on Sleep Architecture. Arch Intern Med　164：406-418, 2004.
5) Andersen ML, Bittencourt LR, Antunes IB, et al：Effects of progesterone on sleep：a possible pharmacological treatment for sleep-breathing disorders? Curr Med Chem　13：3575-3582, 2006.
6) Kravitz HM, Zhao X, Bromberger JT, et al：Sleep disturbance during the menopausal transition in a multi-ethnic community sample of women. Sleep　31：979-990, 2008.
7) Terauchi M, Obayashi S, Akiyoshi M, et al：Insomnia in Japanese peri- and postmenopausal women. Climacteric　13：479-486, 2010.
8) Terauchi M, Hiramitsu S, Akitoshi M, et al：Associations between anxiety, depression and insomnia in peri- and post-menopausal women. Maturitas　72：61-65, 2012.
9) 厚生労働省：精神・神経疾患研究委託費　睡眠障害の診断・治療ガイドライン作成とその実証的研究班．平成13年度研究報告書．2002.
10) Terauchi M, Obayashi S, Akiyochi M, et al：Effects of Oral Estrogen and Hypnotics on Japanese Peri- and Postmenopausal Women with Sleep disturbance. Journal of Obstetrics and Gynaecology Research　37：741-749, 2011.
11) Terauchi M, Hiramitsu S, Akiyoshi M, et al：Effects of Three Kampo Formulae—Tokishakuyakusan（TJ-23），Kamishoyosan（TJ-24），and Keishibukuryogan（TJ-25）　—on Japanese Peri- and Postmenopausal Women with Sleep Disturbances. Archives of Gynecology and Obstetrics　284：913-921, 2011.
12) Kornstein SG, Schatzberg AF, Thase ME, et al：Gender differences in treatment response to sertraline versus imipramine in chronic depression. Am J Psychiatry　157：1445-1452, 2000.
13) Soares CN, Arsenio H, Joffe H, et al：Escitalopram versus ethinyl estradiol and norethindrone acetate for symptomatic peri- and

postmenopausal women : impact on depression, vasomotor symptoms, sleep, and quality of life. Menopause 13 : 780-786, 2006.
14) Stearns V, Beebe KL, Iyengar M, et al : Paroxetine controlled release in the treatment of menopausal hot flashes : a randomized controlled trial. JAMA 289 : 2827-2834, 2003.
15) Suvanto-Luukkonen E, Koibunen R, Sundström H, et al : Citalopram and fluoxetine in the treatment of postmenopausal symptoms : a prospective, randomized, 9-month, placebo-controlled, double-blind study. Menopause 12 : 18-26, 2005.

（寺内公一）

● 精神腫瘍

> **POINT**
> 1. 婦人科がんや乳がんの罹患によって人生そのものが脅かされることに加え，妊孕性の喪失や女性性の喪失など，さまざまな問題を患者にもたらす。
> 2. 適応障害やうつ病などの精神疾患の合併もまれではなく，カウンセリングや適切な薬物療法を行うなどの対応が必要となる。
> 3. 精神症状のスクリーニングと，主治医や看護師，精神科医などの多職種が連携した体制づくりが望ましい。

はじめに

　わが国のがんの罹患は年々増加の一途をたどり，毎年50万人以上が新たにがんと診断され，今現在がんと向き合っている人は300万人を数えるといわれる。治療の進歩に伴い，「がん＝死」を意味する時代ではなくなったが，がん死亡は毎年30万人を超えている。日本人の3分の1はがんによって死亡している実状からは，依然として生命を脅かす病気であることに変わりはない。また，女性特有のがん腫として，乳がんと婦人科がんがあるが，これらは20代などの比較的若いうちから発症する可能性がある疾患であり，生命を脅かすのみならず，治療等の影響で女性性の喪失と向き合わなければならない局面もある。

　インフォームドコンセントが導入され，がん医療においても情報開示を前提とした医療が導入される一方で，がんの疑いに始まり，検査，診断，再発，積極的抗がん治療中止などの悪い知らせに伴い，患者は大きな心理的衝撃を受ける。がん患者はうつ病，抑うつを主徴とする適応障害などの臨床的介入を要する精神症状を呈することもまれではない。本節では，がん患者に合併するうつ病や適応障害の一般的な解説を行うが，その中で乳がんや婦人科がんに伴う女性

特有の心理的苦痛について述べることとする。

1. がん告知後の通常の心理反応と抑うつ状態

1) がん告知後の通常の心理反応とうつ病・適応障害の診断

　がん告知などの衝撃的な悪い知らせがもたらされた場合，患者は最初ショックで頭が真っ白になり，強い不安や抑うつ気分，怒り，混乱，絶望感などが出現する。通常は1週間から10日でこの状態は軽減し，新たな状況への適応が始まるが，一部の患者はこれらの時期が過ぎても抑うつ気分や不安が続き，仕事や家事が手につかないなど，社会的機能に支障を生じて，適応障害やうつ病の状態を呈する[1]（図1）。

　がん患者のうつ病は，基本的には一般のうつ病の診断に準じて行う。米国精神医学会のうつ病の診断基準は他節（「中高年期のうつ病と認知症」p.89）を参照されたいが，症状9項目のうちの睡眠障害，食欲低下，思考・集中力低下，易疲労性・気力減退の4項目については，判断に苦慮する場面も存在する。なぜならこれらは，がんに伴う身体症状や，がん治療の副作用としても出現するため，うつ病の症状なのか，がんに伴う症状かの判別が難しいことがあることによる。このような場合は，精神症状を過小評価しないために，うつ病の症状に含め，積極的にうつ病の診断を行うことが臨床上実際的

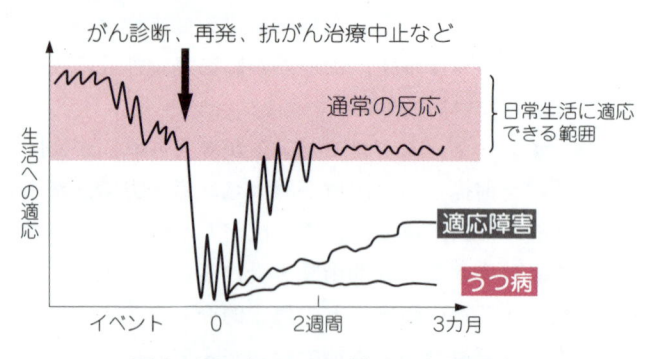

図1　悪い知らせに対する心理反応

表2 適応障害の診断基準（DSM-iV）

A	はっきりと確認できるストレス因子に反応して，そのストレス因子の始まりから3カ月以内に，情緒面または行動面の症状の出現
B	これらの症状や行動は臨床的に著しく，以下のどちらかにより裏付けられている： （1）そのストレス因子に暴露されたときに予想されるものをはるかに超えた苦痛 （2）社会的または職業的（学業上の）機能の著しい障害
C	他のⅠ軸診断は満たさず，既存のⅠ，Ⅱ軸障害診断の悪化でもない
D	症状は死別反応を示さない
E	そのストレス因子（またはその結果）が終結すると，症状はその後6カ月以上持続することはない

であるので，推奨されている。

適応障害の診断基準を表2に示す。適応障害は，他の精神科診断を除外したうえで，明確なストレス因子に伴い情緒面，行動面の症状が出現し，臨床的に日常生活における支障が生じている場合に診断がなされるが，ストレスに対する反応としてはうつ病ほど重症でなく，通常の心理反応とうつ病の中間に位置する連続的な状態と考えられる。

2）乳がん患者特有の問題とうつ病・適応障害の合併

乳がんは，1990年代後半以降，女性に合併する悪性新生物としてはその頻度が第1位であり，今後も増加傾向を示すことが予測されている。また，全国年齢調整死亡率に関しては，2009年のデータでは人口10万人あたり8.9人となっている。

乳がんはがん検診などによる早期発見，早期治療など，医療技術の進歩により治療成績は改善傾向にあり，全体の5年生存率は90%近い。しかしながら，手術療法，化学療法，放射線療法，ホルモン療法など長期にわたる集学的治療によるストレスは大きく，倦怠感や認知機能障害，更年期症状に悩むケースも多い。これらの複合的な苦痛から，うつ病などの精神症状が出現することも少なくない。

乳がん患者における精神症状の有病率に関しては，精神症状の定義がさまざまなために一概に数字を述べることが難しいが，うつ病を合併するケースが多いことが述べられている。国立がん研究センターにおける有病率調査によれば，早期乳がんの術後においてはうつ病レベルのストレスを有する患者が全体の5％，適応障害レベルの患者が18％存在したことが示されている[2]。また，再発告知後においては，うつ病レベルのストレスを有する患者が全体の7％，適応障害レベルの患者が35％というデータがある[3]。再発告知は，初回のがん診断以上の心理的衝撃を患者に与えていることがわかる。

3）婦人科がん患者特有の問題とうつ病・適応障害の合併

　婦人科がんは，女性において非常に頻度の高いがん種であり，治療の進歩にもかかわらず，いまだ予後は良いとはいえない。わが国の統計によれば，毎年45,000人を超える女性が婦人科がんに罹患し，10,000人以上が死という転機をたどる。2009年の婦人科がんの死亡数は，子宮頸がん2,519人，子宮体がん1,615人，卵巣がん4,603人である。婦人科がんは，20〜54歳で女性のがんによる死亡率の上位を占めており，若年層でも罹患率死亡率ともに増加していることが特徴で，依然として生命を脅かす疾患と考えられている。

　また，最近の治療の進歩により，手術療法のみならず，化学療法や放射線療法を組み合わせた集学的な治療が行われるようになったが，疾患の経過や治療の影響で，閉経，不妊，性機能障害などが出現し，患者はさまざまな女性性の喪失に伴う葛藤に直面させられる。

　このように，婦人科がん罹患に伴う心理的ストレスは大きいことが予想され，婦人科がん患者を対象とした精神疾患，精神症状の有病率に関する調査が過去にいくつか行われている（表3）[4-10]が，他のがん種と同様うつ病，適応障害の有病率が高く，ときに不安障害の合併があることが明らかになっている。抑うつの有病率は約20〜30％という結果が比較的多数であり，婦人科がんに罹患したことによる心理的衝撃は大きいことが示されている。しかしながら，婦人科がんは乳がんに比べれば頻度が低いため，婦人科がん特有の精神面の問題やそのサポートについて十分に検討されているとはいい

表3 婦人科がん患者を対象とした精神症状の有病率に関する研究

著者（年）	対象	評価法	結果
Cain（1983）	混合婦人科がん（N=65）	ハミルトンうつ病評価尺度	軽症抑うつ症状 60% 中等度抑うつ症状 36%
Evans（1986）	子宮頸がん, 子宮体がん, 膣がん（N=83）	DSM-Ⅲに基づく診断面接	大うつ病 23% その他の抑うつ性障害 42%
Golden（1991）	混合婦人科がん（N=65）	DSM-Ⅲに基づく診断面接	大うつ病 23%
Cull（1993）	子宮頸がん（N=83）	ベックうつ病評価尺度	抑うつ性障害 33%
Paraskevadis（1993）	子宮頸がん, 子宮体がん（N=105）	Hospital Anxiety and Depression Scale	うつ病性障害 4% 不安障害 21%
Cerfolio（1995）	混合婦人科がん（N=81）	DSM-Ⅲ-Rに基づく診断面接	大うつ病 13% 適応障害 53% パニック障害 4%
Norton（2004）	卵巣がん（N=143）	ベックうつ病評価尺度	抑うつ症状 35%

がたい。

　そこでわれわれは，国立がん研究センター精神科コンサルテーションデータベースを解析し，がん専門病院において精神科紹介となる婦人科がん患者の精神疾患の実態を調査し，婦人科がんの大うつ病，適応障害の特徴を明らかにするために，他のがん種と関連要因の比較を探索的に行った。

　精神科紹介となった婦人科がん患者219名のうち，合併した精神疾患は，適応障害（95名；43.4％），うつ病（35名；16.0％）せん妄（22名；10.0％）の順で多かった。うつ病，適応障害の診断に該当した130名の関連要因について，婦人科がん以外のがん種の患者と比較したところ，年齢，婚姻状況，職業，教育歴，痛み，Performance Status（身体活動性）に関しては明らかな差を認めず，婦人科がん患者に早期がん患者の割合が有意に高かった。婦人科がん患者に対しては，身体・社会面に十分配慮しつつ，早期からの適応障害，大うつ病の合併を念頭に置いたケアを行うことが求められることが示

唆された[11]。

2. うつ病・適応障害の治療

1) 精神療法（カウンセリング）

　がん臨床の場面では精神療法的関わりは必須であり，最も一般的に行われるのは支持的精神療法である．患者は，診断直後や初期治療の時期は，今後病状がどうなっていくかという不安を抱えているかもしれない．無事治療が一段落しても，再発に対する不安が容易に生じてしまう．進行，終末期になれば，隔絶された孤独感や疎外感を抱いているかもしれないし，残される家族への思いを抱えているかもしれない．

　支持的精神療法とは，このような患者の思いを批判，解釈することなく受容し，できる限り理解しようと努力しながら，一貫して患者の苦しみを支え続ける関わりである．そのためには医療者の価値観をひとまず置いておいて，患者の個別性を尊重し，患者が歩んだ生活史や築いてきたもの，乗り越えてきたことなどを十分に傾聴する．また，患者の持っている困難への対処法を，現在の苦難に対する対処法として支持することも大切である．自身の思いが医療者に伝わったという感覚を持てたときに，患者の苦悩はいくぶん開放され，癒される．

　女性のがん患者に対して支持的精神療法を実施する際には，一般的に生じうる問題についての理解が不可欠である．たとえば婦人科がんであれば妊孕性の喪失，性交疼痛，卵巣機能喪失に伴う閉経（ホット・フラッシュ，膣の乾燥，肌の変化，エストロゲン欠乏による気分変調），手術創の痛み，放射線療法による胃腸障害，膀胱機能障害，皮膚の変化，化学療法に伴う触覚異常，倦怠感などがあげられるであろう．これらがもたらす苦痛がどのようなものであるかが想像できなければ，患者が医療者に対して自分の思いが伝わったという感覚を得るのは難しいであろう．

　支持的精神療法に加えて，特別な技法の使用も推奨されている．絶望的コーピングが，がん患者の大うつ病と関連することは広く示

されており，認知行動療法が適応となるケースもある。その他，不安に対しては，行動療法的アプローチとして漸進的筋弛緩法も有用である。

　がん患者の実存的苦痛に対する介入として，最近注目されている技法にDignity Therapyがある。これは，患者が最も大切であると考えていることと，愛する人に最も記憶にとどめておいてほしいこと等に関してのインタビューを行うもので，インタビューの内容は編集され，文書として患者のもとに届けられて家族に残される。これらを通して，患者は自己の考えや想いが今後も受け継がれていくであろうことを認識する。Dignity Therapy施行後，患者の抑うつ症状が改善したという結果が得られている。

　また，患者は誤った信念を持っていたり，十分に状況を理解していないことによる不安や絶望感を持っていたりすることもある（モルヒネは終末期のみに使用するもの，激しい痛みに耐えながら死を迎えなければならないという誤解など）。このような場合は患者がどう状況を理解しているかを明確にすることが不可欠であり，そのうえで正しい知識を伝え，安心感が得られるように，可能な限り心身の保証を与える心理教育的介入が有効である。

　支持的精神療法は，主治医，看護師が日常臨床の中で行うことも多いが，特殊な技法を用いた関わりが必要な場合などは，精神科医，臨床心理士などと連携しつつ介入を行う必要がある。

2）薬物療法

　うつ病に対しては精神療法と薬物療法を併用するのが一般的であり，適応障害に対しては精神療法のみでは，効果が不十分である際に薬物療法を考慮する。国立がん研究センターでは，進行がん患者のうつ病に対する薬物療法アルゴリズムを作成している（図2）[12]。

　うつ病の軽症例に対しては，治療反応性の速さから，症状によって抗不安薬であるアルプラゾラムを使用することを推奨している。中等症以上のうつ病の場合は，抗うつ薬の有効性に大きな差を認めないため，有害事象プロフィールを薬物選択の指針とする。

　選択的セロトニン再取り込み阻害薬（SSRI）は比較的使用しやす

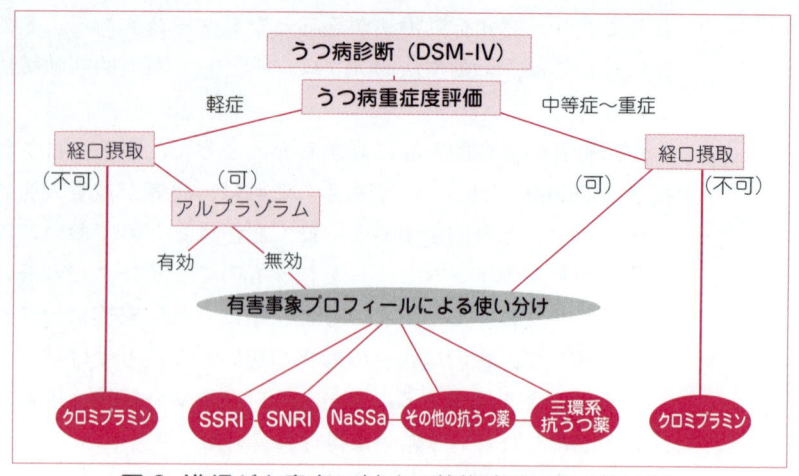

図2 進行がん患者に対する薬物療法アルゴリズム
（文献12より）

い薬剤であるが，肝臓の代謝酵素を阻害するため，代謝を阻害する可能性がある化学療法やホルモン療法施行中の患者には使用しにくい。また，嘔気により投与を中断せざるを得ないことがしばしばある。

セロトニン・ノルアドレナリン再取り込み阻害薬（SNRI）も悪心・嘔吐や，排尿障害に注意する必要がある。

三環系抗うつ薬を使用する際は，抗コリン作用による尿閉，口渇，せん妄，抗アドレナリン作用による立ちくらみ等に注意し，10〜20mg程度の少量から開始する。

また，本邦では比較的最近発売されたミルタザピン（NaSSa）は，吐き気が生じにくいという特徴があり，化学療法中の患者などに対しては比較的使用しやすい。

3) 全人的苦痛と多職種が連携する必要性

がん患者のうつ病・適応障害は，身体的苦痛・社会的苦痛・実存的苦痛と関連しており，多職種チームが連携し，症状緩和にあたる必要がある。うつ病の関連要因として，身体症状である疼痛や倦怠感，社会的問題として経済的困窮や孤独，実存的苦痛としてとらえられる生きる意味，目的，希望の喪失があげられている。

精神症状のみに焦点を絞ってもうまくいかないことが多く，患者の苦痛を包括的，全人的にとらえて緩和する姿勢が必要となる。多面的な苦痛を持った患者については，主治医や担当看護師など，限られた医療者で対応するよりも，さまざまな専門技術を持った多職種が介入することが望ましい。

　この際に注意すべきポイントとして，関わる医療者の数が増えれば増えるほど，情報共有や共通のゴール設定を意識して行うことが重要となる。情報共有がなされないと，患者は異なる医療者に繰り返し同じような質問を受け，辟易とするだろう。また，医療者が別々の目的意識を持って介入を行うことも有害である。

3. うつ病，適応障害を見逃さないために ～スクリーニング

　がん患者における適応障害，うつ病に関する臨床的な問題として，いくつかの研究から，主治医，看護師がこれらの精神症状を見逃しやすいことが示されている。前述のうつ病，適応障害の診断基準を適切に用いることは，精神医学的なトレーニングを受けないと難しいだろう。

　プライマリケア領域においては，うつ病に対するスクリーニングと，精神保健の専門科の介入を組み合わせたプログラムの有用性が実証されている。がん医療においても同様な結果を示唆する知見が集積しつつあることから，National Comprehensive Cancer Network のガイドラインでは，がん患者全員に精神症状のスクリーニングを実施することを推奨している。日本語版の妥当性が示されているがん患者のうつ病，適応障害に対するスクリーニング法としては，Hospital Anxiety and Depression Scale（HADS），つらさと支障の寒暖計（図3），ワンクエスチョンインタビューなどがある（つらさと支障の寒暖計，ワンクエスチョンインタビュー は国立がん研究センター精神腫瘍学研究部ホームページよりダウンロード可能 http：//pod.ncc.go.jp）。短時間で施行可能であり，精神保健のトレーニングを積んでいなくても使用できるように作成されている[13]。

第2章 女性とメンタル障害

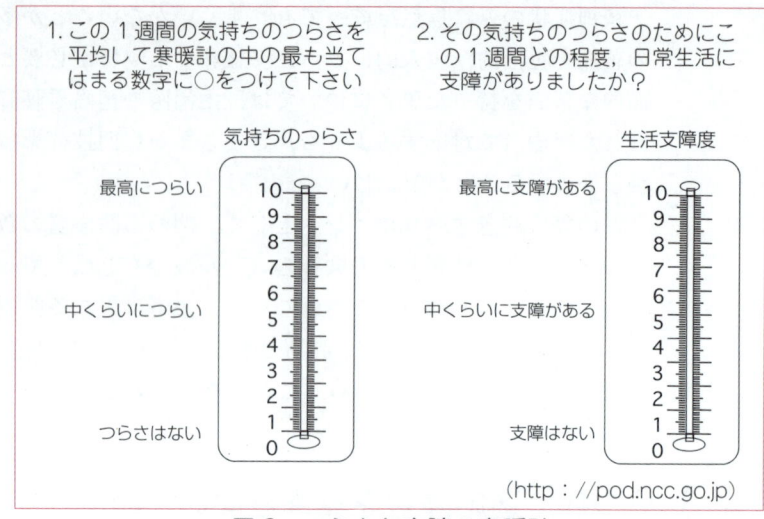

図3 つらさと支障の寒暖計

(http://pod.ncc.go.jp)

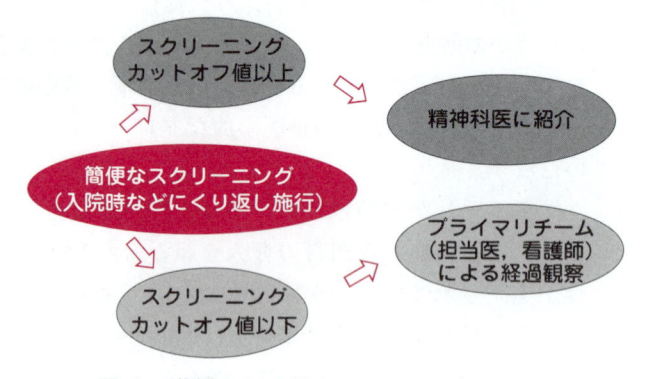

図4 推奨される抑うつのマネジメント

(文献14より)

　スクリーニングでカットオフ値以上を示した患者に対して，どのようなケアを行うかという点も重要である．英国では，HADSを用いて発見されたうつ病に対して精神科医のスーパーバイズを受けた専門看護師が介入することが，主治医がそのままケアする通常診療に比べてうつ病の改善に寄与することが示されている．
　わが国のがん医療の現場では，必ずしも精神保健の専門家が存在

するわけではない現状があるため，専門家が存在しない施設においては，スクリーニングがカットオフ値以上の患者に対して主治医が可能な限り評価を行ったうえで，抗うつ薬の投与等を行うことが，次善の方策と思われる。

しかしながら今後は，スクリーニングでうつ病や適応障害などの精神症状が疑われるケースに対しては，精神科医や心理士が精神的なケアを行うような診療体制を構築していくことが望ましい（図4）[14]。

文献

1) 内富庸介：がんへの通常の心理的反応．山脇成人（編）：新世紀の精神科治療 第4巻 リエゾン精神医学とその治療学．中山書店，東京，pp.51-58, 2003.
2) Okamura H, Watanabe T, Narabayashi M, et al：Psychological distress following first recurrence of disease in patients with breast cancer：prevalence and risk factors. Breast Cancer Res Treat 61；131-137, 2000.
3) Akechi T, Okuyama T, Imoto S, et al：Biomedical and psychosocial determinants of psychiatric morbidity among postoperative ambulatory breast cancer patients. Breast Cancer Res Treat 65：195-202, 2001.
4) Evans DL, McCartney CF, Nemeroff CB, et al：Depression in women treated for gynecological cancer：clinical and neuroendocrine assessment. Am J Psychiatry 143：447-452, 1986.
5) Golden RN, McCartney CF, Haggerty JJ, et al：The detection of depression by patient self-report in women with gynecologic cancer. Int J Psychiatry Med 21：17-27, 1991.
6) Cull A, Cowie VJ, Farquharson DI, et al：Early stage cervical cancer：psychosocial and sexual outcomes of treatment. Br J Cancer 68：1216-1220, 1993.
7) Cerfolio N：Psychiatric liaison to gynecological oncology. Psycho-Oncol 4：143-147, 1995.
8) Cain E, Kohorn E, Quinlan D, et al：Psychosocial reactions to the diagnosis of gynecological cancer. Obstet Gynecol 62：635-641, 1983.
9) Paraskevaidis E, Kitchener HC, Walker LG：Doctor patient communication and subsequent mental health in women with gynecological cancer. Psycho-Oncology 2：195-200, 1993.
10) Norton TR, Manne SL, Rubin S, et al：Prevalence and Predictors of Psychological Distress Among Women With Ovarian Cancer. J Clin Oncol 22：919-926, 2004.
11) 清水　研，梅澤志乃，藤井光恵，他：婦人科がんにおける心理的問題

と精神疾患．総合病院精神医学 19：174-179, 2007.
12) Okamura M, Akizuki N, Nakano T, et al：Clinical experience of the use of a pharmacological treatment algorithm for major depressive disorder in patients with advanced cancer. Psycho-oncology 17; 154-160, 2008.
13) Akizuki N, Akizuki N, Yamawaki S, et al：Development of an Impact Thermometer for use in combination with the Distress Thermometer as a brief screening tool for adjustment disorders and/or major depression in cancer patients. J Pain Symptom Manage 29：91-99, 2005.
14) Shimizu K, Akechi T, Okamura M, et al：Usefulness of the nurse-assisted screening and psychiatric referral program. Cancer 103：949-956, 2005.

（清水　研）

メンタル障害に関連した性差

> **POINT**
> 1. 精神障害の性差に関して，発症率・有病率や症状，臨床経過などの観点から，ある程度一定の傾向が観察される。
> 2. 性差の背景には，生物学的，心理的，社会文化的な性差の特徴が反映されていることが多い。
> 3. 統合失調症では，発症や薬物治療の反応性には生物学的性差の特性が，経過には心理的性差の特性が優位に反映していると考えられる。
> 4. 気分障害では，うつ病の有病率が国内外で女性は2倍多いことで共通している。また，うつ病の症状や経過，治療反応性などで，男女間に相違が認められる。
> 5. 精神障害の性差研究では，研究デザインの相違から結果が必ずしも一致しない領域もある。また，性差研究の乏しい領域では，今後の研究成果が期待される。

はじめに

　精神障害における性差の問題を検討する際には，男女間で異なる生物学的，心理的，社会文化的な影響を吟味する必要がある。精神障害を対象とする性差研究は，内因性や外因性，心因性という精神障害の基本的な概念を問わず，個々の精神障害の症状のより深い理解と男女間の性差特性に基づいた治療への貢献が期待される。

　本節では，第一に精神障害全般にわたる発症率・有病率に関する性差の報告をまとめて紹介する。第二に性差を生じる背景としての生物学的，心理・社会的な要因について考察する。最後に，精神障害の二大疾患と考えられる統合失調症と気分障害に注目し，性差をテーマにまとめる。

1. 精神障害の発症率・有病率の性差

統合失調症の発症率では，過去の報告において必ずしも一致していないが，ほぼ性差はないといえる。むしろ年代により男女間で発症率は異なる傾向があり，後述するが，総じて判断すると性差がないといえる。

気分障害の有病率では，単極性うつ病が女性に多く，双極性障害では性差はないか，やや女性が少ないとされる。とくにうつ病では，多くの先進国でほぼ共通して男女比はおおよそ1:2である。年齢層では20歳前後の若年層と50歳台を中心とした高齢層で女性が男性に比べ非常に多いが，この傾向はむしろ同年齢層の男性の有病率の低さによると指摘されている。

不安障害では，パニック障害や全般性不安障害，心的外傷後ストレス障害（PTSD）の性比がおおよそ1:1～2で女性が多い。とくにPTSDでは思春期初期の若年女性の発症率が高く，性比は5倍以上となることが報告されている。一方，社交不安障害では男性も多く発症し，性比は2倍未満（1:1～1.5）となる。強迫性障害については女性の発症優位性は認められず，性差はほぼないか，または男性に多い傾向が指摘されている。摂食障害では，男性患者は全体の5％程度で，圧倒的に女性が多い。

認知症では，アルツハイマー型認知症は女性に多く，かつ女性患者で症状が重いとされる。前頭側頭型認知症（とくにピック病）も性比は1:2と女性に多い。一方，血管性認知症は性比が2:1程度で男性に多い。アルコール依存症では男性に多いが，女性はより早期に重症化するという。その背景として，男性ホルモンによるアルコール脱水素酵素の活性増強作用が指摘されている。

自殺に関しては，国内の男女別の自殺者数の推移をみると，この50年間一貫して男性が多い。自殺者数の増加する時期では，男性の増加とほぼ一致している。1980年代にも自殺者数の一時的な増加が観察されたが，同時期も男性の増加によるものであり，女性の自殺者数はこの40～50年ほぼ横ばいである。その背景には，男女間の心理的，社会的，行動学的，さらには生物学的特性の相違が関わっ

ていると考えられる。後述するが，うつ病の有病率や自殺企図は女性で高い一方で，自殺既遂者は男性で有意に多い。

このように精神障害の多くで発症率・有病率の性差が観察されたが，これよりその背景について考えてみる。

2. 性差の背景

精神障害の性差は生物学的（biological），心理学的（psychological），社会学的（sociological）など，多角的に考察する必要がある。

生物学的影響には，第一に脳の構造や機能的相違のほか，エストロゲンなどの女性ホルモンと精神活動との関連性，すなわち女性ホルモンの月経周期による変動とその精神活動への影響，更年期における女性ホルモンの減弱に伴う精神的・身体的変調などの問題がある。

第二に心理学的影響，すなわち女性としてのアイデンティティの確立や女性美（成熟と老化）などの自尊心の問題，とくに女性で敏感な対人葛藤（母娘間，嫁姑間，夫婦間など）の問題，そして第三に社会学的影響として，夫を支え，育児や介護に追われるなどの家庭を守ることに関わる心理的・身体的なストレスに，仕事のストレスが加わる過重負担の問題があげられる。このように考えると，女性は男性に比して，多種多様なストレス下に置かれているといえる。

1）生物学的性差

（1）脳の性差

大脳半球の機能の優位性により，左脳は言語や論理の，右脳は空間，直感，芸術などの能力を担うという特徴がある。一般的に男女でどちらの脳機能が優位であるかとの話題があるが，単純な答えにはならない。あえていえば，男性は右脳優位，女性は左脳優位かもしれない。解剖学的には Lacoste-Utamsing and Holloway（1982）の初期研究により脳梁膨大が女性で大きく，これが左右脳の情報交換に有利ではないかとの指摘がある[1]。男女間の脳構造の相違は脳梁膨大に限らず，脳の総重量は男性が女性より多い一方，灰白質（神経細胞層）は女性で多い。知能指数（IQ）に注目すると，男性では

前頭葉，頭頂葉の容積に，女性では前頭葉，言語野の容積に相関する。脳の血流量は女性が男性に比して多く，安静時や活動時の血流量や糖代謝率は女性が多い。そして女性は，性周期内で脳血流量が有意に変動するといわれる。Hofer A ら[2]は fMRI を用いて，情緒刺激により脳の活動部位が男女間で異なり，女性ではより多くの脳部位で脳血流が増加していることを報告した。また Wang J ら[3]も同様に，fMRI で心理的ストレスにより女性で辺縁系の脳血流量が増加することを報告している。これらの結果は，ストレス負荷により，男女間で脳血流量や脳活動の変化が異なる部位で生じていることを示唆している。

（2）女性ホルモンの影響

女性ホルモンは卵巣や副腎皮質から産生され，エストロン（E1），エストラジオール（E2），エストリオール（E3）がある。子宮や卵巣などの生殖器だけではなく，中枢神経系や乳腺，心臓，骨などにも作用する。エストロゲン受容体は，大脳皮質や辺縁系，視床下部，下垂体などに広く分布している。エストロゲンをはじめとするステロイドホルモンの中枢神経系への影響としては，細胞質内に受容体を有し遺伝子発現に影響を与える遺伝子的作用（genomic action）と，細胞表面上の受容体に作用する非遺伝子的作用（non-genomic action）がある。前者では，脂溶性リガンドであるエストロゲンが細胞内に入り細胞質受容体と結合した後，核内に移行し，エストロゲン反応遺伝子に作用して神経伝達物質や受容体，合成酵素などの合成に関する転写を調節する。このため，作用発現は比較的緩徐で長時間持続する。結果的に性周期に同期した樹状突起形成の変化などが生じ，大脳皮質内の錐体細胞の活動性の変化をもたらす。後者では細胞表面の受容体に作用し，セロトニンやノルアドレナリンなどの神経伝達系や GABA-BZD 受容体複合体へ直接的な関与が指摘されている。作用発現は急速で，エストロゲンの低下により作用は収束する。

以上のような受容体を介した作用だけではなく，MAO（モノアミン酸化酵素）-A の作用を阻害する，いわゆる MAO 阻害薬に類似

した作用を有し，モノアミン活動の亢進を促すといわれるエストロゲンの抗うつ効果が指摘されている。

　さらに抗うつ効果の背景として，エストロゲンによる視床下部－下垂体－副腎系（HPA系）のストレス反応への作用もあげられる[4]。ストレス刺激によりHPA系の亢進が惹起されるが，エストロゲンは視床下部や下垂体に抑制的に作用する。また，本来前頭葉や辺縁系は亢進したHPA系に対して抑制的に働いているが，エストロゲンはその働きを促進する。このようにエストロゲンの中枢神経系への作用は多彩であり，脳血流量の増加，樹状突起やシナプスの形成，神経伝達の調整，遺伝子発現，神経保護，ストレスの軽減などが報告されている。

　うつ病の生物学的病態の1つとして，セロトニン神経系の伝達低下仮説がある。現在の抗うつ薬のほとんどは脳内のセロトニン伝達の機能亢進を促している。そのセロトニンの男女差に注目すると，体内血中濃度は女性が男性より高い一方，脳内セロトニン濃度に性差はない。むしろ脳内セロトニン合成速度は，PET研究により男性が女性より1.5倍ほど高いと報告されている。その一方で，女性ではエストロゲンがセロトニン神経系に促進的に働くことが多い。動物実験では，エストロゲンβ受容体はセロトニン神経細胞体上に存在し，その合成や分泌を制御することが知られる[5,6]。細胞体に作用して自己抑制（5-HT1A自己受容体機能の低下）を軽減し，セロトニン神経細胞の発火やセロトニンの遊離を促進する。さらに，シナプス間隙ではセロトニン再取り込み部位に作用してセロトニン濃度を増し，後シナプスセロトニン受容体結合量を増加させる。つまり，脳内のセロトニン伝達は男性で優位なようだが，エストロゲンは女性のセロトニン伝達機能の亢進に関与しているといえる。さらに，エストロゲンはセロトニンだけではなく，ノルアドレナリン神経伝達やドパミン神経伝達にも影響を与える。前者では，ノルアドレナリン神経の起始核である青斑核での合成を刺激し，視床下部の代謝回転や遊離を刺激する。後者では，エストロゲンは抗ドパミン的な作用を有するとされる。

2）心理学的性差

　　ストレス状況下において生じた精神的，身体的な苦痛を軽減させるための個人の認知的，行動的な努力をコーピングという。コーピングは性格ほど固定していないが，個人によりある程度パターン化している。そして，性格やストレスの特質や状況，性（役割），年齢，環境，文化などにより影響される。すなわちコーピングのパターンには，ある程度は性差が影響を与える。コーピングの分類は一定ではないが，概ね「積極解決型」「援助希求型」「回避・逃避型」「自己制御・抑制型」「肯定的再評価型」などに分類される。

　　国内では男性で「積極解決型」が，女性で「援助希求型」「回避・逃避型」が高いとの報告がある。このようなコーピングの相違には，男女の持つ性役割特性という心理社会的特徴が背景にあると考えられる。性役割特性として，1970年代より課題達成志向の活動的行動特性は男性役割（masculinity），円満な対人関係志向の情動表現的行動特性は女性役割（femininity）と規定されている。

　　男性で femininity が高い人は自己評価が低く，抑うつ傾向が高く，masculinity を多く身につけている人は適応がよいといわれている。

　　以上，性差の背景となる諸要因について考えてみたが，これより統合失調症と気分障害の病像，経過，治療反応性，予後などの性差について紹介する。

3. 統合失調症の性差

1）発症の性差

　　統合失調症では，その発症率が前述のように年齢層により変化する。1910年，Kraepelin の時代より，男性患者に比較して女性患者の入院時年齢の高さが指摘されていた。その後の Flor-Henry（1990）など諸家の研究によれば，10代では男性の急峻な発症率の増加，すなわち女性に比して5倍の発症率の高さがある一方で，30代で男女比が同等となり，40歳以降では女性の発症率が男性を上回る。さらに全体で比較すると，平均発症年齢が男性で1～3歳ほど女性より低く，より正確なデータとして初回入院時年齢を比較すると男性が

やはり低い。このような初発年齢や初回入院時年齢に関する性差の優位性の所見は、海外でも現時点でほぼ異論はないようである。一方、家族負因を有する患者では、発症年齢の性差はより目立たないとの指摘がある。

　この性差の優位性の背景の1つとして、脳の構造や機能、遺伝子、性ホルモンなどの生物学的要因がある。統合失調症の病態に関して、胎生期や出生直後の脳に障害が生じているとする神経発達仮説があり、それに関連して脳の構造的異常の性差を検討したMRIや死後脳研究がある[7,8]。

　研究結果は必ずしも一致していないが、男性患者の脳の構造的異常が優位に目立つといわれ、側脳室や第三脳室の拡大、側脳室前角の開大、海馬や扁桃体などの側頭葉内側や前頭葉の容積の減少が指摘されている。この他にも視床の容積の低下や脳溝の開大など、全般的に男性患者の脳の構造的異常が女性患者に比較して多く報告されている。

　最近の脳構造と脳機能との関連性に関して、初発の男性患者において海馬容積と遂行機能および運動機能との相関がみられる一方で、女性患者では観察されないとの、興味ある研究結果がある。

2）症状と経過の性差

　統合失調症の精神症状や臨床経過の性差に関して、広く一致している所見がある[7,8]。女性患者では、抑うつ気分や気分不快、衝動性、不適切な感情などの感情障害が目立ち、その傾向は疾患の全経過を通じてみられる。しかし、女性では多くの精神障害でその傾向があり、統合失調症それ自体の特性というより、女性の心理特性を反映していると考えられている。陽性症状では、総合的には性差はみられないが、個別にみると、被害妄想や幻聴が女性で優位にみられるとの報告がある。とくに高齢発症の女性患者は、男性患者に比して妄想症状は重症化するという。一方、陰性症状や認知機能の低下は男性患者より目立たないといわれる。また、発症前の前駆状態に注目すると、男性患者ではすでに学業や職業、対人関係などの社会機能の低下が、女性患者に比較して多くみられるとの報告がある。

経過に関しては，女性患者では発症年齢が高いだけではなく，再入院の回数の低さや入院期間の短さが報告されている。予後についても，2〜10年の経過では女性患者の予後の良好なことが指摘されている。その背景として，女性患者では服薬コンプライアンスが男性患者に比較して良好であるとの報告もある。また，家族の感情表出が高い（high EE）男性患者では再発が多く，予後も不良であるとの報告もある。

このように経過や予後に注目すると，生物学的要因以上に心理社会的な要因が大きく関係しており，とりわけ男性患者に対する心理社会的取り組みが重要であると考えられる。

3）エストロゲン，テストステロンとの関連

エストロゲンは統合失調症に関して防御的に働くといわれ，中枢神経系への作用が指摘されている[9,10]。性周期や閉経という女性の生物学的変化が，統合失調症の発症や症状に影響を与えている。エストロゲンの神経保護作用のほか，D2 ドパミン神経伝達に対する抑制的な作用（抗精神病薬的作用），すなわち脳内ドパミン受容体の感受性低下が，女性の若年期における発症率の低さに影響しているとの指摘がある。

このような解釈は，女性における統合失調症の若年発症率の低さだけではなく，女性患者における血中エストロゲン濃度と精神症状の負の相関や女性の性周期の中で，低エストロゲン期である黄体期で入院率が高いという報告，体内エストロゲン濃度の高い妊娠期に再燃率が低下することにも反映されているという。また，閉経後の高齢において，統合失調症の発症や精神症状の増悪が高まることや，寛解を維持するために，それまで以上の抗精神病薬の用量を必要とするとの報告にも関係している。

テストステロンも，エストロゲンと同様に前頭葉や海馬など脳内に広く受容体が分布し，気分や認知機能に影響を与えている[10]。1960年代より男性患者の血中テストステロン値の低下が報告されたが，最近の研究では血中テストステロン濃度と陰性症状の重症度が逆相関するとの報告や，前駆状態の思春期患者の唾液テストステロ

ン濃度が低下しているとの報告もあり，今後の研究が期待される．

4）薬物治療の効果と副作用の性差

　統合失調症における薬物治療上の性差の問題は，単に症状全体への有効性の差異だけではなく，個々の症状に対する治療反応性に関する報告も興味深い[8]．総じて統合失調症の女性患者は，男性患者と比較して薬物治療への反応性の高さが報告されている．また，閉経前の女性では，エストロゲンの抗ドパミン作用により抗精神病薬の治療必要量が，男性や閉経後の女性より少ない傾向が指摘されている．

　閉経前女性の薬物反応性の高さは，エストロゲンという性ホルモンの中枢神経系への作用だけではなく，女性の脳血流の多さなどにより薬物がより多く分布するとの見解もある．また，女性では胃排出時間が長く吸収速度も遅いため，薬物の効果発現が緩やかである一方，体脂質割合も高いことから薬物が体内に長くとどまる傾向がある*．

　2000年以降は，主に第二世代抗精神病薬の有効性に関する性差に注目した報告が散見される．オランザピンやリスペリドンの治療による認知機能の改善効果は，女性が男性に優るとの報告がある．また，オランザピンとハロペリドールの治療効果に関する性差研究では，オランザピン服用の女性では他のいかなる群に比しても有意な総症状の改善があり，平均必要投与量は男性より低用量であったという．その背景には体内薬物動態の性差が指摘され，例えばオランザピンでは男性が女性より40％ほど腎クリアランスが高いという．

　抗精神病薬の副作用に関して，総じて女性は男性より頻度が高く，重症化しやすい傾向がある．第一世代抗精神病薬の時代にしばしば問題となった錐体外路症状の出現の性差に関しては，パーキンソニズム・アカシジアなどの錐体外路症状や抗コリン反応は女性に多く，ジスキネジアや性機能障害は男性に多いとの報告がある．

＊しかしながら多くの性差研究では，研究の方法学的な諸問題，例えば二重盲検の欠如，不十分なwashout期間，男女間の十分なマッチングの欠如などの問題があり，抗精神病薬の反応性の性差には否定的な報告もある．

遅発性ジスキネジアでは，国内の報告では若年男性に多いとの結果があるが，海外では高齢女性患者に多いとの報告がある。その背景として，高齢女性における抗ドパミン作用を有するエストロゲンの低下により，遅発性という急性とは異なるドパミン受容体過感受性の状態を介してジスキネジアが出現しやすいのではないかとの推察がある。

第二世代抗精神病薬による副作用の性差研究も散見されるようになった[7]。女性患者は男性患者に比して，体重増加，肥満，心血管系疾患，そしてメタボリックシンドロームの出現率が高い。米国の大規模研究で知られる通称 CATIE（the Clinical antipsychotic trials of intervention effectiveness）でも，メタボリックシンドロームに及ぶ率が女性で 51％，男性で 36％と女性で高い。また健康一般人との比較では，BMI（body mass index）を考慮したうえで，女性で 137％，男性で 85％増との結果もある。

近年，エストロゲンなどの女性ホルモンによる抗精神病薬に対する補充療法に関する議論がある。2000 年前後に，統合失調症女性への抗精神病薬治療の補充療法として，急性精神病に対する有効性が報告された。しかしその後，Cochrane review[11] で有効性が疑問視されている。それまでの研究デザインにおける研究の規模の低さや対象の均質性について，再検討が求められている。後者では，対象年齢，発症年齢，対象期の症状，閉経期の前後，エストロゲンの種類とその投与方法，さらに人種や投与中の抗精神病薬の種類について，標準化すべき必要があると指摘されている。

4. 気分障害の性差

1）有病率の性差

1970 年代後半，Weissman and Klerman は疫学研究により女性のうつ病の有病率の高さを報告した。その後 1993 年，米国で National Comorbidity Survey により，大うつ病の生涯有病率が男性で 12.7％，女性で 21.3％ と報告された。この性差は思春期より中年期まで観察されるといい，生殖年齢期の女性における高い有病率を示している。

興味深いことに，この1：2の比率は異なる国や人種においても同様に観察される[12,13]。国内でも，厚生労働省の特別研究事業による結果では，生涯有病率は男性で3.84％，女性で8.44％であり，海外の有病率より低いものの，やはり2倍の性差を認めている。ちなみに，女性の有病率の高さは，反復エピソードよりむしろ初発エピソードを反映しているとの報告もある。

2）うつ病の心理背景の性差

このような有病率の性差の背景を考えるにあたり，まずうつ病の特徴に関する男女の相違について考えてみる。

従来，国内におけるうつ病の概念は，下田光造（1950）による執着気質（責任感の強さ，几帳面，他者への配慮（他者愛），周囲との協調など）やTellenbach H（1961）によるメランコリー親和性性格などの病前性格を背景に，環境変化によるストレス因が加わり発症するとされる。今より50年ほど前に確立された概念ではあるが，日常の精神科臨床において，この概念が男女間で相応に当てはまるかの国内の大規模な研究データはない。女性で多いとされるうつ病だが，執着気質やメランコリー親和性性格が，男性より女性のほうが多く該当するかには議論の余地がある。

女性のうつ病では，必ずしも執着気質を背景とするものではなく，むしろ不安を抱きやすく，対人関係に敏感で，ときに状況の変化に独特なとらえ方をしがちで，情緒コントロールが苦手な性格傾向を有するといわれる。男性患者では仕事上のストレスを誘因とする傾向が大きいこととは対照的に，女性では家庭や仕事など多岐にわたるストレスを抱えているとされる。さらに心的葛藤を抱えた際に，女性のほうが援助を希求する傾向が強く，うつ病の有病率あるいは受療率を高めている可能性が指摘されている。うつ病の特徴は他節で述べられるため，ここではうつ病の症状や経過，併存精神障害などの性差に関して簡単に指摘する。

3）うつ病の症状，経過の性差

女性患者では，いわゆる非定型うつ病が多いといわれ，その抑う

つ症状は男性より多岐に及ぶ[12,14]。女性のうつ病の特徴の1つとして，自覚的な抑うつの苦悩が強いということがある。抑うつ症状の重症度に関しては，女性患者で高いとの報告と否定的な報告がある。女性患者では抑うつ症状の重症度や社会機能の低下が，とくに夫婦間や家族内葛藤に関連した際に，男性患者に比して大きくなると指摘される。いずれにせよ，自己評価による症状評価では女性患者のほうが高いといわれる。個別の症状に注目すると，男性患者より優位とされる症状として，睡眠障害，不安症状，身体化，無価値観や罪悪感，精神運動制止などがあげられている。とくに身体化では，不安感の伴う身体の疼痛や身体疲労感を訴えることが多い。その一方で，体重減少は女性患者より男性患者の方に優位にみられる傾向がある。

発症年齢は女性のほうがより若く，その後の経過では，うつ病が遷延化し再発を繰り返すことが男性患者より多いという。しかし，経過・予後に関して性差を否定する研究もある。

女性患者の自殺企図率は，男性患者のおよそ3倍と高いが，既遂は男性患者に多いといわれる。この女性の自殺企図率の高さは，先に述べた女性特有の自覚的な苦悩の重さに一致する。併存する精神障害では，女性はパニック障害や恐怖症などの不安障害や摂食障害，男性では物質依存が多いとされる。

4）双極性障害の症状と経過の性差

双極性障害の女性患者は，男性患者に比してうつ病エピソードで初発することが多いだけではなく，生涯を通してうつ病エピソードが優位に出現することが報告されている。これは最近の大規模な研究（the Stanley foundation bipolar treatment outcome network, 2010）でも，双極性障害女性患者でうつ病エピソードが有意に多いと指摘されている。一方，2000年以降はretrospectiveだけではなく，縦断研究においてこの傾向に否定的な研究も示されており，結論は出ていないといえる。発症年齢における性差は，多少の反証はあるものの多くの研究で性差はないとされる。寛解から再発までの平均時間は，男性患者が女性患者より長く，女性患者における再発の危

険性の高さを示している。

　病像の特徴に注目すると，総じて重症度に関する性差は否定的である。個別の症状に注目すると，女性患者で精神病像を伴ううつ病エピソードの出現やDSM診断におけるⅡ軸の併存，自殺の家族歴などで男性患者に比べて目立ち，うつ病相も難治化する傾向にあるとの報告がある。また女性患者では，躁病エピソード中に抑うつ症状が混在する混合状態や軽躁状態（双極性Ⅱ型障害）を呈する傾向がある。一方，男性患者では躁病エピソードの初発や病期を通じて躁病エピソードが目立ち，なかでも性的興味や問題行動，興奮，誇大性などの症状が優位である。また，躁病や混合エピソードの中にシュナイダーの一級症状を認める比率は，男性患者が優位との報告もある。

　併存に関しては，うつ病患者とほぼ同様の傾向がある。男性患者で物質依存，とくにアルコール依存の併存が女性患者に比して多い。パニック障害や強迫性障害の併存に性差はないが，社交不安障害や心的外傷後ストレス障害，摂食障害の併存が女性患者で多い。さらに自殺に関する検討では，うつ病エピソードにおいて男女間で希死念慮を抱く率に性差はないが，女性患者でより頻回に自殺企図に及ぶことが指摘されている。またエピソードの頻回交代（rapid cycler）に関しては，過去に性差を指摘する研究結果もあったが，最近5年の大規模研究では性差には否定的である。

　以上，双極性障害における性差を紹介したが，懸念される問題の1つとして，女性患者におけるうつ病エピソードの優位性があげられる。すなわち双極性障害女性患者では男性患者に比べてしばしば単極性うつ病と誤診され，その結果適切な薬物治療を受けられず病状の遷延化を招く可能性があり，事実これを示唆する研究がある。さらに，抗うつ薬の使用によるrapid cycler化や，軽躁エピソードの惹起なども懸念される。したがって女性の気分障害患者では，以上のような双極性障害の性差の特徴を踏まえた慎重な対応が望まれる。

5）薬物治療の効果の性差

　反復性うつ病患者において，三環系抗うつ薬（イミプラミン）

の反応が，男性患者のほうが女性患者より良好との報告がある。その一方，女性患者ではセルトラリンやフルオキセチンなどのSSRIの反応性が男性患者に勝っているという[13,15]。三環系抗うつ薬とMAOI（monoamine oxidase inhibitor）との反応性の比較研究では，女性患者でMAOIの反応の良好性が，男性患者で三環系抗うつ薬の反応の良好性が報告されている。一方，高齢女性の場合は三環系抗うつ薬に対する反応は男性と同様であるとの指摘がある。

性差を生じる背景として，第一に薬物動態の問題，すなわち薬物吸収や体内分布，代謝，排泄などの要因がある[13]。女性では，卵胞期と黄体期の後半の時期，すなわちエストロゲンが低下している期間に胃酸分泌の減少や小腸通過時間の遅れが観察され，抗うつ薬の血中濃度の低下が指摘されている。半減期の長いSSRIなど，抗うつ薬では血中濃度の変化はないとされる。第二に，うつ病の症状の特徴の相違が反映されている可能性があげられる。前述したように，男性患者でメランコリー親和型うつ病が，女性患者では非定型うつ病が優位であり，治療効果に影響を与えている可能性がある。しかしながらこのような性差の報告に対して，性差を認めないとの報告も複数ある。前述したように，男女間では抑うつ症状の内容の特徴に性差があり，さらに女性では閉経前後で抑うつ症状の特徴が異なる。したがって，過去の諸研究において対象となったうつ病患者の症状の不均質性なども，結果の不一致に関与している可能性がある。

SSRIの血中濃度に与える性差，すなわちエストロゲンの肝代謝酵素であるCYP（cytochrome P450）への影響は，タイプにより異なる[5]。エストロゲンによるCYP1A2（フルボキサミン）やCYP2C19の抑制効果によりSSRIの血中濃度が上昇するという報告と，女性では本来CYP3A4（フルボキサミン，パロキセチン）活性が高いことからSSRIは代謝されやすいとの報告がある。その結果，それぞれの抗うつ薬がどのタイプのCYPにより代謝されるかにより，血中濃度は異なることになる。

双極性障害の薬物治療では，炭酸リチウムに対する反応性に性差はないが，副作用として懸念される甲状腺機能低下症の，女性患者における出現率の高さが報告されている。

おわりに

　本節ではさまざまな精神障害の性差について概説したが，複数の研究で明らかに一致する結果と，さらに議論を要する結果がある。今後の課題として，性差研究データが乏しい領域がなお残されており，精力的な研究結果が待たれる。

文献

1) Allen LS, Richey MF, Chai YM, et al：Sex differences in the corpus callosum of the living human being. J Neurosci 11：933-942, 1991.
2) Hofer A, Siedentopf CM, Ischebeck A, et al：Gender difference in regional cerebral activity duing the perception of emotion：A finctional MRI study. Neuroimage 32：854-862, 2006.
3) Wang J, Korczykowski M, Rao H, et al：Gender difference in neural response to psychological stress. SCAN 2：227-239, 2007.
4) Solomon MB, Herman JP：Sex differences in psychopathology：Of gonads, adrenals and mental illness. Physiol Behav 97：250-258, 2009.
5) Keers R, Aitchison KJ：Gender differences in antidepressant drug response. Int Rev Psychiatry 22：485-500, 2010.
6) Osterlund MK：Underlying mechanisms mediating the antidepressant effects of estrogens. Biochim Biophys Acta 1800：1136-1144, 2010.
7) Abel KM, Drake R, Goldstein JM：Sex differences in schizophrenia. Int Rev Psychiatry 22：417-428, 2010.
8) Leung A, Chue P：Sex differences in schizophrenia, a review of the literature. Acta Psychiatr Scand 101：3-38, 2000.
9) Hafner H：Gender differences in schizophrenia. Psychoneroendocrinology 28：17-54, 2003.
10) Mendrek A, Stip E：Sexual dimorphism in schizophrenia：Is there a need for gender-based protocols？ Expert Rev Neurother 11：951-959, 2011.
11) Chua WL, Izquierdo de Santiago A, Kulkarni J, et al：Estrogen for schizophrenia（Review）. Cochrane Collaboration Library 3：1-38, 2009.
12) Parker G, Brotchie H：Gender differences in depression. Int Rev Psychiatry 22：429-436, 2010.
13) Sloan DME, Kornstein SG：Gender differences in depression and response to antidepressant treatment. Psychiatr Clin N Am 26：581-594, 2003.
14) Halbreich U, Kahn LS：Atypical depression, somatic depression and anxious depression in women：Are they gender-preferred phenotypes？ J Affect Disord 102：245-258, 2007.

15) Scheibe S, Preuschhof C, Cristi C, et al：Are there gender differences in major depression and its response to antidepressants？ J Affect Disord 75：223-235, 2003.

(鈴木利人)

第３章　女性医師のメンタルケア

女性医師のメンタルケア

> **POINT**
> 1. 女性医師は，女性特有のライフイベントとの兼ね合いを調整しながら，医師としてのキャリアデザインを図ることになる。周囲とのコミュニケーションを図り，必要な援助を自ら求めていく力が重要となる。
> 2. 多くの医師が"完璧主義で強迫的"な性格傾向，"ワーカホリック"な生活習慣を持つことが指摘されている。
> 3. 医師もかなりの頻度で，うつ病をはじめとする精神疾患を抱えているが，多くの医師が自分のつらさを周囲に打ち明けず，適切な援助や治療を受けることなく働き続けている。
> 4. 女性医師が特有のライフイベントを超えて，医師として活躍し続けていくには，女性医師バンクや長期休暇後の研修制度の拡充が望まれる。

1. 女性医師特有のストレスとキャリアデザイン

　女性と男性には，生物学的にも社会心理的にも，さまざまな違いがある。体格，体力，身体機能における差異のほか，女性は月経，妊娠，出産という大きなライフイベントを経験する。社会心理的には，家事，育児，介護は女性の役割とする固定観念がぬぐいきれないなか，仕事との両立で悩まされることが多い。また，かつて男性中心だった職場環境において女性がキャリアを形成していくには，新たな道を開拓するという負荷を背負うことが多い。

　医療の分野で働く女性医師も，この例外ではない。医学部卒業まではさほど意識されない男女差だが，女性医師は卒業直後から，女性特有のライフイベントとそれに伴うストレスに向き合いながら，医師としてのキャリアデザインを図らねばならない。

　ここでは女性医師のライフイベントとそれに伴うストレスについ

女性医師のメンタルケア

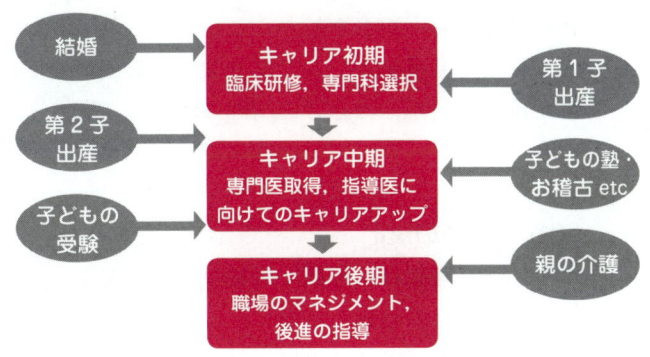

図1 女性医師のキャリアデザイン

て，1）臨床研修，専門科を選択し専門科研修を受けるキャリア初期，2）専門医取得，指導医に向けてのスキルアップ，研究活動をするキャリア中期，3）診療のみならず職場でのマネジメント，後進への教育などの業務が加わるキャリア後期，の3つの時期に分けて示し，同時に時期ごとに推奨されるキャリアデザインを提案する（図1）。

1）キャリア初期

（1）臨床研修のスタート

医学部を卒業して医師免許を取得。安堵や晴れやかな気持ちと同時にやってくるのは，医師としての責任を担うことのプレッシャーである。「厳しい研修を乗り越えて，一人前の医師になれるだろうか」，研修の開始は，不安と緊張の連続となる。時には，目の前にある多くの慣れない業務をこなす毎日に，不安や緊張を自覚する暇もないかもしれない。

「一人前になるために，必死」の研修生活のなかであっても，20〜30歳台は一般的にはいわゆる結婚適齢期であり，多くの女性が妊娠，出産を考える時期でもある。女性医師にとって，多忙なゆえにパートナー探しができない，あるいは結婚・出産の計画を立てるゆとりのない状況が，焦りにつながることもある。パートナーの職業，働き方，実家との関係，出産の時期，希望する子どもの数などは，女性医師が将来どこでどのように働くかというキャリアコースにも大きく影響することである。可能なかぎり，パートナー，家族と具

体的に話し合う機会を持つことが勧められる。もちろん計画通りいかないことも多いが，このような話題を交わすこと自体が，女性医師が抱える負担の大きさを周囲に理解してもらうきっかけにもなるだろう。

(2) 専門科の決定

専門科の選択は，医師としての生涯に大きく影響する重要な問題である。自身の適性を冷静に見る目は必要だが，女性医師であるということだけで可能性を限定し，あきらめる必要はない。この時点では，自分が興味を持てる分野，やりたいと思える仕事を選ぶことを優先するべきと考える。なにより，生涯にわたって向き合う仕事が自身の興味と合致するかどうかは，仕事のモチベーションを大きく左右する。女性医師特有のライフイベントによって，キャリア中断などの影響が出るとしても，自らが興味を持った専門科で学び，働くというモチベーションの強さ次第で，困難を乗り越えられる可能性は高い。

2) キャリア中期

(1) 専門性の確立

専門科で研鑽を積み専門医を取得する時期，多くの女性医師は30歳台であり，この年代で最初の子どもの出産を体験することが多い。出産と育児。この時期に常勤から非常勤への変更，離職が多いことを考えると，育児が女性医師のキャリア形成において，1つの大きな関門となっていることは間違いない。時間配分など物理的問題，心身の疲弊，100%子どもをみてやれないことのジレンマなどの心理的問題も生じやすい。

ただ専業主婦であったとしても，子育てに関する悩みはつきないものである。まずはパートナーとともに，「どのような子育てをしていくのか」という方針をしっかり立てることが重要である。そのうえで，女性医師が子育てをしながら働き続けるためには，パートナーはもちろん，双方の実家など周囲の協力が必要となる。さまざまな事情により周囲の協力が困難な場合，第三者の手を借りること

も柔軟に考えたい。

　子育ての最中には，眼前のこなすべき事柄で精いっぱいに感じられるが，「子育ての体験は，価値観が広がったという点からも，自分の医師としての仕事ぶりをより豊かなものにしてくれた」という先輩女性医師の言葉には勇気づけられるものがある。

（2） 指導医に向けてのスキルアップ，研究活動

　日々進歩する医学・医療の中では，新しい知識や新たな診療スキルを次々と学習していくことになる。専門医・指導医取得の要件として，学会発表や論文提出が求められることも多くなっている。臨床医をめざし，研究教育機関に身を置かないとしても，専門分野における知識や診療スキルの継続的な取得は，医師として自信を持って働けるかどうかに大きく影響してくる。臨床のみならず，研究活動にもできるだけ積極的に取り組みたい時期である。具体的には大学院進学，博士号取得などの選択肢を考える時期でもある。

　かたや，第二子以降の出産，しつけ，お稽古事，塾通いなど，子育てに費やされる時間と労力は，次第に大きくなってくる。女性医師は，限られた時間を職場と家庭にどのように配分していくか，まさにワークライフバランスに苦慮し続けることになる。仕事も子育ても，自分の理想に向けてできるだけの努力はするとしても，完璧を求めず自分への許容範囲を広く持つ心構えが有用と考える。

3） キャリア後期

（1） 職場のマネジメント，後進への教育

　この時期，開業医，勤務医，教育研究機関の教官，いずれであっても，それまでの経験を生かして職場をマネジメントし，後輩やコメディカルを教育していく立場になることが多い。日本では職種にかかわらず，指導的地位に女性が占める割合が低いことが指摘されている。医療の世界も例外ではなく，職場のリーダー，管理職として勤務する場合，身近にロールモデルが少ないことが女性医師には不利益な点と思われる。時にはその責任ある立場が「女性で初めての〇〇」という場合もあり，女性医師は開拓者としての重圧を感じ

ることもあるかもしれない。

　逆に，キャリア後期により重要となるコミュニケーション能力は，元来，男性と比べて女性のほうが高いといわれている。医師としての長い経験の中には，患者とのトラブルや患者からのクレームというエピソードも起こるが，コミュニケーション能力の高い女性医師は，これらを回避できる可能性が高い。他の職種との連携，チーム医療の円滑な運営など，職場をマネジメントしていくうえでも女性医師のコミュニケーション能力は大きな力になると考えられる。

(2) 経済的問題

　産休，育児休暇，育児に関する時間短縮勤務によって，女性医師の収入は低下する。子育て期間に常勤から非常勤に移行すると，現役時の収入のみならず，退職金や年金にも大きな影響が出る。キャリア後期には，高校，大学と子どもの進学にしたがって増加する学費，マイホーム購入など経済的な問題が大きくなってくる。長期的なマネープランを立てることも重要である。

2. 医師に共通する特性と関連する心理的負荷

　多くの医師が共通して持っていると指摘されている特性がある。"完璧主義で強迫的"な性格傾向，"ワーカホリック（workaholic）"と呼ばれる生活習慣である。

1）完璧主義で強迫的

　多くの医学生，医師において，"完璧主義で強迫的"な性格傾向が指摘されている[1]。医学部入学のための受験勉強，医学部時代に学ぶ必要がある膨大な知識や技能の取得には，強迫的な面が有利に働くこともあるだろう。医師として働き始めると，この"完璧主義で強迫的"な資質は歓迎される。一般に有能な医師像としては，「もれのない検査の結果，完璧な鑑別診断をする」「考えうる最高の治療計画を立てる」「絶対にあってはならない医療ミス」ということが求められている。かくして"完璧主義で強迫的"という元来の性

格傾向は，医師として働くうちに助長される傾向にある。

　完璧主義で物事を最後までやり通す真面目なタイプ，これはまさしく，うつ病の病前性格の1つとされている"執着気質"である。執着気質の人がうつ病をきたす機転としては，完璧にはこなしきれない過重労働に直面した場合，あるいは成果主義の中で次々に高い目標が出現する場合と考えられている。元来完璧主義といわれる医師が，常習的に過重労働になりがちな臨床現場で，自分がミスを起こすのではないかという思いと闘いながら強迫的に仕事をこなす。日々進歩する医療の世界で，同僚に後れをとらず，常に新しい知見，新しい薬剤，新しい技術を学ぼうと強迫的な努力をする。うつ病にならずとも，燃え尽き症候群が起きやすいことは容易に想像される。

　ベストを尽くすことと，完璧であることは違う。人間は完璧ではいられない存在であることを認識したうえで，ベストを尽くした仕事であったと冷静に判断し，結果にかかわらずベストを尽くした自分に満足を感じられる職業人をめざしたい。

2) ワーカホリック（workaholic）

　日経メディカルオンラインが2007年に医師会員841名に行った調査によると，41.3%の医師が自らを「働き過ぎだ」と評価していた。「日本医師会勤務医の健康支援に関するプロジェクト委員会」が，2008年，医師会員である勤務医10,000人を対象にアンケート調査を行った（男性8,000名，女性2,000名，有効回答率40.6%）。その結果，休日取得に関しては，月に4日以下が46%，とくに20歳台では76%の医師が月に4日以下の休日で働いていることがわかった。また平均睡眠時間は，6時間未満が41%を占めていた。

　この結果は，もちろん慢性的に人手不足が続いている勤務医の労働条件によるところが大きい。労働基準法に示されている労働時間基準は，医療の世界ではこれまで黙殺されてきたといえる。勤務医に限らず，開業医，教育研究機関勤めであっても，"休みが少なく，十分な睡眠時間がとれない"という医師の生活が常態化している。

　ただこのような仕事ぶりは，やむを得ない就労環境によるものばかりではない。医師自身の"完璧主義で強迫的"な性格傾向が，ワ

ーカホリックな生活習慣を生み出している面もある．研修医は早く一人前になるために，同僚に後れをとらないために，休日も返上して働き，学んできた．何日も泊り込んで働く研修医は"役に立つ"と評価された．強い責任感から休みの日も当直医に任せず，自分の患者の診療のために出勤してくる医師は，患者から"赤ひげのようだ"と感謝された．忙しい臨床のかたわら寝る暇を惜しんで勉強し，新しい知見を逃さず知っている部長医師が，"目標となる姿"とされてきた．

しかし現在，医師の過剰な労働が，医療ミスの頻度，患者満足度など，さまざまな点で医療の質の低下につながることが指摘されるようになってきた．医師たちは，自らの仕事ぶりを見直さないといけないのだろう．睡眠もとらず仕事を続けるとき，仕事は完璧でなければ評価されないと思ってはいないか．自分の患者の管理を他の医師に任せられないとき，それは自分の不安に基づいてはいないか．自分が知らない知識を他の医師が知っているとわかったとき，強い自己不信にさいなまれることがないか．

3） 職務における女性医師の特徴

男性が職業上のスキル向上を追求しようとするのに比べ，女性は職業上においても周囲との良好な人間関係構築に心をくだく傾向がある．米国では患者から訴えられる高額損害賠償は，男性医師が女性医師の3倍といわれる[2]．女性本来のコミュニケーション能力の高さのほか，女性医師が患者と良好な関係を築くことを大切にしている結果である可能性が考えられる．

家庭を持ちながら働く女性医師は，職場を離れても多くの時間を家事，子育て，親の介護など家族のために費やしている．休養を含めた自分のための時間，自分の裁量で調整可能な時間は，ほとんどとれていないこともある．女性医師にとってのワークライフバランスとは，単なる物理的な時間配分ではない．医師として存分に働きたい気持ちと，家族のために尽くしたい気持ちとのバランスをとることでもある．患者のために十分に時間を割けない不全感，同僚に負担をかける罪悪感，子どもとずっと一緒にいてやれない罪悪感，

これらの感情のバランスをとることでもあるだろう。医師として働くことの意義，家族のために奉仕することの意義が，いずれも自分の人生にとって大切なものだと自覚し続けられることが重要だと考える。

3. 医師の精神障害と，その治療をめぐる問題

1） 医師の精神障害

（1）医師も精神症状を抱えている

前述の日経メディカルオンライン調査（日経メディカル 2008 年 1 月号）の結果は，文字通り"医者の不養生"を指摘するものである。医師の 32.2％ が血中脂質，24.6％ が腹囲，16.5％ が肝機能，16.0％ が血圧，6.4％ が血糖値に問題を抱えているにもかかわらず，38.4％ の医師が「（他の）医師の診察を受けない」，33.9％ が「健康診断が不十分」と答えている。医師の不健康ぶりは，精神症状にも及んでいる。45.8％ が仕事のストレスを感じており，37.7％ は睡眠不足，32.2％ は気分転換が不十分であると答えている。健康を守るプロフェッショナルである医師も生身であり，身体疾患も抱えれば，精神症状も抱える。しかも，自身の心身の症状を必ずしも上手にコントロールできているわけではない。

統合失調症，双極性障害Ⅰ型（いわゆる躁うつ病）の有病率はいずれも約 1％，医学生，医師も例外ではない。いまや，有病率が高く common disease ともいわれるうつ病を抱える医師も少なくない。かねてから医療職においては，高い頻度で"燃え尽き症候群"が生じることが知られている。献身的な仕事ぶりが美徳とされやすい職業において過度のストレスが続いた結果，意欲低下，職務や対人関係の回避，情動不安定などを引き起こす"燃え尽き症候群"は，ある意味では反応性の抑うつ状態ともいえるだろう。また"燃え尽き症候群"においては，高頻度にアルコール依存を合併することが知られている。多忙な医師がストレス発散の手段として，日常に摂取することのできるアルコールに依存してしまうことは容易に想像できる。

米国の調査で，女性医師の"燃え尽き症候群"は男性医師の2倍という報告がある[3]。この調査では，女性医師のほうが対応に時間のかかる複雑な問題を持つ患者を診療する傾向にあったことも報告している。女性医師は，患者のためにより多くの時間をとりたいと願ってはいても，家庭との両立のため時間を十分にとれないというジレンマにさらされる。また"燃え尽き症候群"をきたしやすい原因として，女性医師のほうが職場で権限のある立場にあることが少なく，決定権を持ちづらいこともあげられるだろう。自らが方針を決定するのではなく，周囲の指示のまま動かざるを得ない状況は不全感を引き起こしやすい。

(2) 頻度が高いうつ病と自殺の問題

前述した「日本医師会勤務医の健康支援に関するプロジェクト委員会アンケート調査」の際に，うつ病のスクリーニングとして簡易抑うつ症状尺度 QIDS-SR-J（Quick Inventory of Depressive Symptomatology 日本語版）が施行されている。結果は，一般にサポートが必要とされる，中等度以上の抑うつ症状を呈していた回答者が8.7%にのぼった。男女別には，男性医師の8.4%，女性医師の10.6%が中等度以上の抑うつ症状を示していた。中等度以上の抑うつを示す群を年代別にみると，20歳台の12%，30歳台の10%，40歳台の9%，50歳台の10%，60歳台の4%，70歳台の9%であり，60歳台が他の年代と比較して少なかった。また，QIDSの16項目の質問のうち，死や自殺に対する考えを問う項目では，6%の医師が死や自殺について1週間に数回以上考えると回答した。

米国内での医師の気分障害（うつ病）の有病率調査報告によると，女性医師の19.5%にうつ病罹患歴があるという報告[4]，レジデントの1/4から1/3が抑うつ症状を呈していたという報告[5]がある。

抑うつ症状の中で最も深刻なのは希死念慮であり，自殺の問題である。医師の自殺に関するメタアナリシスでは，男性医師の自殺率は一般人口の1.41倍，女性医師の自殺率は2.27倍であることが示されている[6]。一般人口においては，男性の自殺率は女性の約4倍といわれるが，医師に関しては，男性医師，女性医師で自殺率はほぼ

同等という結果であった。

　これらの調査結果から浮かび上がるのは，想像以上に多くの医師が抑うつ症状を抱えていること，そして希死念慮もまれではないということである。一般人口での報告と異なり，抑うつ症状，希死念慮ともに男性医師，女性医師で差はない。あらためて認識させられるのは，医師も病気になるということである。精神疾患，とくにcommon disease としてのうつ病も然りである。そして，男女にかかわらず多くの医師が抑うつ症状を抱え，時には希死念慮を抱きながらも働き続けているということである。

2）治療をめぐる問題
　（1）受診するまでの抵抗
　　元来，医師は自身の心身の不調を周囲に相談しない傾向がある。ある程度の診たて，治療選択ができてしまうこともあり，周囲に相談せず自身で解決しようとするのである。「日本医師会勤務医の健康支援に関するプロジェクト委員会」が行ったアンケート調査において，「自分自身の体調不良について，他の医師に相談することはあるか？」という設問に，53％の医師は「まったくしない」と回答している。内訳は，男性医師では56.1％，女性医師では45.0％であり，とくに男性医師で他の医師に相談しない傾向が強かった。また相談しない理由としては，「同僚に知られたくない」「自分が弱いと思われたくない」「勤務評定につながる恐れ」があげられていた。

　　周囲の医師に相談しない傾向は，とくに精神症状に関しては強いと思われる。医師が自らの抑うつ症状を自覚した時，それを表明するには，一般の人以上に抵抗がみられる。これは"健康を守るプロであるにもかかわらず自分の精神的健康を守れなかった"という職業意識の傷つきと，同業の医師から"精神的に弱い面がある"と評価されることへの恐れのためである。実際に「日本医師会勤務医の健康支援に関するプロジェクト委員会」が，2009年10月から2010年1月にかけての3カ月にわたってメンタルヘルスに関するメール相談を受けつけていたが，相談件数は10件のみであった。また，同様の趣旨で設けられた電話相談日にも相談はなかった。医師は抑

うつ症状を抱えても精神科専門医には相談せず，つらい症状に耐えながら働き続けているという姿が浮かび上がる．

(2) 同僚医師が患者になる時 ── 精神科医の立場から

精神科医がまず留意したいことは，同僚医師から相談あるいは受診希望の連絡がある時，それは長い期間つらい症状に耐えてきた医師が，悩み抜いた末やっとの思いで助けを求めているということである．短時間であってもできるだけ早く，最初の相談（受診）を受けるように努める．

次に重要なことは，プライバシーの厳密な保証である．患者として受診する同僚医師がこの点に安心できなければ，良好な精神科治療は始まらない．同じ組織，同じ医療機関内では，この点が不十分と考えられる場合，安心して任せられる他の医療機関へ紹介することも考えるべきである．

診察の内容は，同僚として内的な心理状態に触れることへの遠慮，プライベートな生活状況を詳細に尋ねることへの遠慮，これらによって十分な精神科診療が妨げられることがないように留意すべきである．患者が医師であるがゆえに適切な精神科医療が受けられない事態は，あってはならない．

最も対応に苦慮するのは，精神症状が重篤でこのまま医師としての業務を続けることが困難と判断される場合である．休む必要があることを伝え，本人の納得を得ることが必要となるが，責任ある立場にいるベテラン医師であればあるほど休養のとれない環境にいることが現実であり，若いレジデント医師であれば，まるで将来が閉ざされてしまうかのような思い込みから絶望感にとらわれてしまうことがある．医師の休業は，患者である医師本人のためのみならず，医師の医療行為がもたらす社会的影響を考えると，社会的にも重要なことである．本人を説得するには，休養して治療に専念した後の復帰の見通し，道筋を説明することが必要である．プライバシーの守れる入院施設の紹介，勤務している医療機関（組織）での立場が守れるようなケースワークにも努める．そして，自らの精神症状が医療行為に負の影響を与える可能性があれば休養を選択する，とい

う医師としての誠実さを信じて説得にあたりたい。

4. 医師のメンタルヘルス向上に向けて

　医師のメンタルヘルス向上に向けた動きとして，北米を中心にさまざまな組織的な取り組みが行われている。カナダ医師会は，医師の倫理綱領の中に，「患者，社会，職業に影響を与えるような個人の問題は，同僚や専門家に相談すること」「仕事や生活のストレスに対応する適切なコーピングを身につけ，自身の健康やウェルビーイングを守り高めること」を掲げている。カナダのオンタリオ州では，医師の精神的問題，ストレス，薬物依存，家庭の問題に対して，電話相談，カウンセリング，医療機関への紹介を行う「Physician Health Program」が運営されている。米国では，院内に医師の健康を守るための専門委員会を設置している医療機関が多い。

　わが国では医師のメンタルヘルス管理は，いまだ個人の問題とされる面が大きい。しかしながら，過重労働が因習化されている日本の医療界において，各々の医師個人でメンタルヘルスを守っていくことは困難である。自助としてのメンタルヘルス意識向上のための啓発活動のほか，職場内での互助意識を高め，公助につなげていくための取り組みが必要である。「日本医師会　勤務医の健康支援に関するプロジェクト委員会」では，2008年に施行した前述のアンケート調査結果を元にして，2009年に2種類のパンフレットを作成した。1つは医師個人への啓発を呼びかけた『医師が元気に働くための7カ条』（表1），もう1つは，医療機関の管理者向けに職場環境改善を求めるもので，『勤務医の健康を守る病院7カ条』（表2）である。

　日本においては，若い世代を中心に女性医師の割合が増加している。将来の医療において，女性医師が担う部分はますます大きくなっていくと思われる。女性医師が，出産，子育て，介護というライフイベントを超えて医者として活躍し続けていくためには，本人のモチベーションのみならず，家族・周囲の理解とサポート，そして組織としての支援制度が必要である。

表1 『医師が元気に働くための7カ条』＊

1) 睡眠時間を十分確保しよう
2) 週に1日は休日をとろう
3) 頑張りすぎないようにしよう
4) 「うつ」は他人事ではありません
5) 体調が悪ければためらわず受診しよう
6) ストレスを健康的に発散しよう
7) 自分,そして家族やパートナーを大切にしよう

表2 『勤務医の健康を守る病院7カ条』＊

1) 医師の休息が,医師のためにも患者のためにも大事と考える病院
2) 挨拶や「ありがとう」などと笑顔で声をかけあえる病院
3) 暴力や不当なクレームを予防したり,組織として対応する病院
4) 医療過誤に組織として対応する病院
5) 診療に専念できるように配慮してくれる病院
6) 子育て,介護をしながらの仕事を応援してくれる病院
7) より快適な職場になるような工夫をしてくれる病院

＊日本医師会　勤務医の健康支援に関するプロジェクト委員会作成

　家族・周囲の理解とサポートを得るには,女性医師が積極的に自らの希望として,何をどのように援助してもらいたいかを伝えていく努力が必要である。自分一人の力でなんとかしようと努力を続けるよりも,周囲とのコミュニケーション,援助を求めることに力を注ぐことをお勧めする。この時,職場の周囲がなんらかのしわ寄せを受けるとしたら,周囲が抱く不公平感についての十分な配慮や,感謝の気持ちが持てる人間力も養いたい。

　組織として,あるいは国の支援体制としては,次のようなことが望まれる。医療機関には,産休,育休の保証ばかりでなく,復職後も育児期間には軽減勤務制度を取り入れてもらいたい。高齢化社会を迎えて,介護休暇の拡充も必要である。休職・軽減勤務中には同僚医師へ負荷がかかることになる。不公平感が広がらないように,代替医師の確保も考慮してもらいたい。若い世代では,男性医師であっても子育てや介護と仕事の両立をめざす人が増えている。女性医師に働きやすい医療機関は,男性医師にとっても公正で働きやすい職場となるはずである。また医療機関の枠を超えて,ライフイベントに合わせて多様な勤務形態を選択できるような女性医師バンク

の拡充，長期休暇明けの研修制度の充実が望まれる。

文献

1) Gabbard GO：The role of compulsiveness in the normal physician. JAMA 254：2926-2929, 1985.
2) Taragin MI, Wilczek AP, Karns ME, et al：Physician demographics and the risk of medical practice. Am J Med 93：537-542, 1992.
3) Croasdale M：Women found more likely to burn out from practice stress. Am Med News 48：1-2, 2005.
4) Frank E, Dingle AD：Self-reported depression and suicide attempts among U.S. women physicians. Am J Psychiatry 156：1887-1894, 1999.
5) Hendrie HC, Clair DK, Brittain HM, et al：A study of anxiety/depressive symptoms of medical students, house staff, and their spouses/partners. J Nerv Ment Dis 178：204-207, 1990.
6) Schernhammer ES, Coldits GA：Suicide rates among physicians：a quantitative and gender assessment (meta-analysis). Am J Psychiatry 161：2295-2302, 2004.

（赤穂理絵）

索引

〈和文〉

あ
アイデンティティ（論）　2, 14, 15
アミロイド・カスケード仮説　93
アメンチア　63
アルコール依存（症）　200, 223
アルツハイマー型認知症／アルツハイマー病（AD）　92, 93, 200
アロプレグネノロン　134

い
育児ストレス　53
育児不安　68
医師が元気に働くための7カ条　227, 228
医師の精神障害　223
医師のメンタルヘルス管理　227
医者の不養生　223
意味性認知症（SD）　95
陰性感情　169

う
うつ状態を呈しやすい身体疾患　121
うつ病　41, 85, 87, 112, 113, 120, 127, 170, 188, 191, 224
　〜の新しいタイプ　125, 126
　〜の危険因子　88, 127
　〜の経過　209, 210
　〜の出現頻度　88
　〜の生涯有病率　119
　〜の身体症状　115, 116
　〜の診断　82, 88, 119, 120, 122, 123
　〜の診断基準　89
　〜の性差　208
　〜の精神症状　114
　〜の治療　82, 92, 122, 192
　〜の有病率　90, 208
　自殺企図率　210
　精神療法（カウンセリング）　192
　疼痛　117
　発症脆弱性　88, 90
　発症年齢の性差　210
　薬物療法　122, 193
　予後　210
うつ病性仮性認知症　90
うつ病性障害　114
うつ状態を誘発しやすい薬剤　122
運動性（motonic）OCSD　156

え
エール・ブラウン強迫尺度（Y-BOCS）　151
エストラジオール（E2）　176
エストロゲン　176, 180, 202, 203, 206, 207
　〜の欠乏　86
エストロゲン製剤　76
エディンバラ産後うつ病自己調査票（EPDS）　61

お
黄体ホルモン（プロゲステン）　134
汚言症（コプロラリア coprolalia）　155

か
回想法　90
回復可能な認知症疾患　93
過食症　19, 20
下垂体機能の低下　66
ガラスの天井　12
がん　187
　〜恐怖　101
　〜告知　188
がん患者のうつ病・適応障害スクリーニング　195
簡易抑うつ症状尺度（QIDS-SR-J）　224
関係性　14, 15, 16, 17
関係性の時代　17
完全生殖周期　48
鑑別不能型身体表現性障害　166
漢方薬　36, 78, 106, 182
簡略更年期指数　73

き
希死念慮　60, 211, 224, 225
喫煙　51
気分変調性障害　41
虐待　53

索引

キャリアアップ　7
休養　62, 63, 122, 226
境界性パーソナリティ障害　41, 127
強迫観念　149, 150
強迫行為　148, 150
強迫スペクトラム障害（OCSD）　155
強迫性障害（OCD）　65, 147, 149, 200
　　〜の鑑別　148
　　〜の診断　149
　　〜の診断基準　150
　　〜の性差　149
　　〜の治療　158
　　〜の発症年齢　149
　　〜の有病率　149
　　NICE ガイドライン　150
　　自己完結型〜　149
　　深部脳刺激療法（DBS）　160
　　認知行動療法　159
　　巻き込み型〜　149
　　森田療法　160
　　薬物療法　158
強迫的傾向　147
恐怖　149
興味・喜びの喪失　114, 119
局在病変型梗塞認知症　94
拒食症　19, 20
勤務医の健康を守る病院7カ条　227, 228

く

クッパーマン女性健康調査表　73

け

経口避妊薬（OCP）　36, 42, 45, 175
血管運動神経症状（VMS）　71, 176
　　5-HT$_{2A}$ 受容体仮説　184
血管性認知症　201
月経前緊張症（PMS）　35
　　〜のサイクル　35
　　〜の治療　36
　　〜の発症率　35
　　〜の抑うつ　34, 35, 40
月経前の精神疾患の悪化　40

月経前不快気分障害（PMDD）　34, 35, 36
　　〜の鑑別診断　40
　　〜の研究用基準案　39
　　〜のサイクル　36
　　〜の症状　37
　　〜の診断　38
　　〜の治療　42

　　〜の発症年齢　37
　　〜の薬物治療ガイドライン　44, 45
　　薬物療法　42, 43
結婚観　8
健康の喪失　86

こ

抗うつ薬
　　〜に対する忍容性　106
　　〜の種類　124
抗精神病薬　207, 208
更年期　5
　　〜のうつ病　79
　　〜の身体的変化　82
　　〜の心理社会的変化　81
　　〜の不安障害　79
更年期障害　5, 70, 119
　　〜の症状　71, 177
　　〜の診断　73
　　〜の心理社会的背景要因　80
　　〜の治療　74
　　〜の定義　70
　　〜の抑うつ症状　79, 80
　　〜の評価　73
　　〜の病態　71, 72
　　鑑別診断　73
　　漢方療法　78
　　身体的要因　72
　　心理社会的要因　73, 74
　　生活習慣の改善　75
　　精神療法　83
更年期スコア　73, 74
広汎性発達障害　25
高齢初産　6
高齢出産（妊娠）　47, 54, 55
　　〜のリスク　54
コーピング　204
誤認妄想　95
コリンエステラーゼ阻害薬　93
コルチゾール　133
婚活　9

さ

催眠鎮静薬　179, 180
再養育療法（reparenting therapy）　29, 30
　　〜の治療構造　30
三環系抗うつ薬　211
産後の精神障害　57, 58, 67
産後の定義　58
産後うつ病　59, 60

索引

　　　　～の経過　　60
　　　　～の症状　　60
　　　　～の精神疾患の悪化　　65
　　　　～の治療　　62
　　　　～の発症時期　　60
　　　　～の発症頻度　　61
　　　　～の発症要因　　61
　　　　環境調整　　63
　　　　精神療法　　62
　　　　薬物療法　　62
産後精神障害　　58, 59
産後不安障害　　65
　　　　～の治療　　65
　　　　～の有病率　　65
　　　　環境調整　　65
　　　　精神療法　　65
　　　　薬物療法　　65
産褥期うつ病　　60
産褥期の定義　　58
産褥精神病　　59, 63
　　　　～の治療　　64
　　　　環境調整　　64
　　　　精神療法　　64
　　　　発症頻度　　64
　　　　発症要因　　64
　　　　薬物療法　　64
　　　　予後　　64

し

シーハン症候群　　66
歯科心身症　　103
子宮頸がん　　190
子宮体がん　　190
自殺　　112, 113, 200, 211, 224
自殺企図率　　210
事実婚　　10
支持的精神療法　　62, 64, 65, 123, 192
視床下部-下垂体-副腎系（HPA系）
　　133, 203
実存的苦痛　　193
社会性不妊（加齢不妊）　　50
社会不安障害（SAD）　　142, 200
　　　　～の診断基準　　144
　　　　認知行動療法　　145
　　　　薬物療法　　143
社会ネットワーク　　132
執着気質　　209, 221
周閉経期の不眠　　176, 177
　　　　薬物治療　　180
熟眠障害（NRS）　　116, 177
出産後バセドウ病　　66
情緒応答性　　26

小児強迫性障害　　153
女性医師　　216
　　　　～のキャリア形成　　218
　　～のコミュニケーション能力　　220, 222
　　　　～のストレス　　216
　　　　～のメンタルケア　　216
　　　　女性医師バンク　　228
女性高齢者
　　　　～の孤独（孤立）　　87, 96
　　　　～の自殺死亡率　　96
女性性の喪失　　190
女性
　　　　～のエネルギー摂取量　　31
　　　　～の就業率　　7
　　　　～のライフサイクルと認知症　　96
　　　　社会ネットワーク　　132
女性ホルモン　　127, 134, 202
　　　　～の欠乏　　85
女性役割（femininity）　　204
自律神経機能不全／自律神経失調症（状）
　　118, 163, 169
自立の喪失　　86, 96
心気障害　　165, 169
心身症　　99
神経原線維変化　　93
神経性食欲不振症（AN）　　20
　　　　～の診断基準　　21
　　　　制限型　　20, 21, 22
　　　　むちゃ食い・排出型　　20, 21, 22
神経性過食症（BN）　　20
　　　　～の診断基準　　21, 22, 23
　　　　排出型　　21, 22, 23
　　　　非排出型　　21, 22
進行性非流暢性失語（PA）　　95
身体化障害　　164, 169
身体表現性障害　　162, 163
　　　　～の診断基準　　163
　　　　～の治療　　167
　　　　～の分類　　164
　　　　精神療法　　167
　　　　対応の原則　　168
　　　　薬物療法　　170
身体表現性自律神経機能不全　　167
心的外傷後ストレス障害（PTSD）
　　200
親密性　　14, 15
心理学的性差　　204
心理教育的介入　　193
心理社会的ライフサイクル　　8

す

睡眠衛生　　178, 179

索引

睡眠時間　173
睡眠障害　116, 173
睡眠障害対処 12 の指針　178
スーパーウーマン症候群　12
ストレス反応性の性差　133

せ

性格傾向の性差　131
性感染症　51
性差　199, 201
精神疾患簡易構造化面接法（MINI）　83
性周期（月経周期）　48
生殖期　14
生殖戦略　48
生殖補助医療（ART）　52
精神腫瘍　187
精神障害の性差　199
生物学的ライフサイクル　8
性役割　7, 204
世代間ギャップ　13
積極的傾聴　90
接触欠損パラノイド　91
摂食障害（ED）　19, 51, 200
　　〜の身体的合併症　24, 25
　　〜の精神的合併症　24
　　〜の治療　27
　　〜の発症機序　27
　　〜の病理　25
　　〜の罹患率　19
　　身体的治療　27, 28
　　心理的治療　29
　　特定不能の〜　21, 23
摂食障害関連遺伝子　26
舌痛症　98
　　〜の疫学　102
　　〜の鑑別診断　102
　　〜の検査　102
　　〜の個別性　106
　　〜の診断　101
　　〜の治療　103
　　〜の治療反応性　106
　　〜の病態生理　107, 108
　　〜の臨床的特徴　99, 100
　　一般心理療法　103
　　うつ病の合併率　103
　　抗うつ薬に対する忍容性　106
　　診察時の注意　104
　　薬物療法　105
セロトニン機能　155
セロトニンの男女差　203
全人的苦痛　194
前頭側頭型認知症（FTD）　95, 200

前頭側頭葉変性症（FTLD）　95
全般性不安障害（GAD）　65, 141, 200
　　〜の診断　141
　　〜の診断基準　142
　　認知行動療法　141
　　薬物療法　141

そ

ソーシャルサポート　68
双極Ⅰ型障害　119, 127,
双極Ⅱ型障害　119
双極性障害　113, 114, 121, 200
　　〜のうつ病相　119
　　〜の経過　210
　　〜の生涯有病率　119
　　〜の症状　210, 211
　　〜の治療　120
　　〜の発症年齢　210
　　併存する精神疾患　211
早産未熟児　53
喪失体験　87
早朝覚醒　116
早発閉経　70

た

ダイエット　51
対人関係のストレス（social network crises）　132
対人関係療法　124
対人恐怖　142, 143
大脳半球　201
他者性　2
多職種チーム　194
多胎児　53
多発ラクナ梗塞性認知症　94
溜め込み障害　160
単極性うつ病　200
男女雇用機会均等法　6
男性役割（masculinity）　204

ち

チック関連 OCD　154
チック障害　154
知能指数の性差　201
遅発パラフレニア　91
遅発閉経　70
中高年のうつ病　87
　　薬物療法　91
中絶　67
中途覚醒　116

索引

つ
つらさと支障の寒暖計　195, 196

て
低出生体重児　31
適応障害　189-191
　〜の治療　192
　〜の診断基準　189
　スクリーニング　195
　精神療法（カウンセリング）　192
　薬物療法　193
テストステロン　206

と
統合失調症　64, 200
　〜の経過　206
　〜の神経発達仮説　205
　〜の性差　204, 205
　〜の発症率　204
　〜の副作用の性差　207
　予後　206
　臨床経過　205
疼痛性障害（pain disorder）　166
トゥレット障害　155

に
乳がん　189
入眠障害（DIS）　116, 177
妊娠　57
妊娠うつ病　66
妊娠期の精神障害　57, 58, 66
認知行動療法（CBT）　31, 124, 192
認知症　85, 92, 156, 200
　〜の出現頻度　93
認知の歪み　25
妊孕能　50

の
脳の性差　135, 201
脳血管性認知症（VD）　94
脳血流量　202

は
発達漸成論　2
発達の二重構造性　15
発達論　2
パニック障害　65, 136, 200
　〜の経過　139
　〜の症状　139
　〜の診断基準　137, 138
　〜の精神力動的理解　136
　〜の生物学的説明　139
　〜の治療　140
　精神療法　140
　パニック発作　136
反響言語（エラコリア echolalia）　155
晩婚化　8, 9

ひ
悲哀反応　87
皮質下血管性認知症　94
皮質性認知症　94
ピック病　200
非定型うつ病　125, 209, 212
非定型抗精神病薬　64
人とのつながりの喪失　86
非配偶者間生殖医療　56
非ベンゾジアゼピン系薬剤　180
肥満恐怖　19
疲労感の日内変動　117
広場恐怖　136, 139
　〜の診断基準　137
頻回交代（rapid cycler）　211

ふ
不安障害　170, 200
　〜の性差　129, 130
　〜の有病率　129, 130
　心理社会的背景　132
　生物学的背景　133
　セロトニン神経伝達　135
不完全生殖周期　49
複合身体症状障害　164
副腎皮質刺激ホルモン放出因子（CRF）　134
婦人科がん　190, 191
不定愁訴症候群　163
不妊　47
　〜とライフスタイル　50
　〜の要因　50
不妊症　49, 52
　〜のストレス　52, 53
　〜の病態　52
不妊治療　55
　〜の問題点　53
不眠　174-176
　〜の男女比率　174
　更年期症状　177
　薬物療法　179
プライマリ・ケアで最もみられる10の症状　163
プレグナンシーロス（pregnancy loss）
　〜の症状　66, 67, 68

索引

プロゲステロン（P4）　175

へ
平均寿命　3
閉経と不眠　175
ベンゾジアゼピン系薬物　140, 143

ほ
母乳不安　68
ホルモン補充療法（HRT）　76, 80, 181
　　〜の有害事象　77
　　エストロゲン製剤　76
　　黄体ホルモン剤　76
ホルモン療法（HT）
　→ホルモン補充療法　181

ま
マタニティブルーズ（maternity blues）　58, 59
　　〜の主症状　59
　　〜の発症時期　59
　　〜の発症要因　59
　　〜の頻度　59

み
未婚化，未婚率　8, 9
未妊　49

む
むちゃ食い障害（BED）　23

め
メランコリー親和型うつ病　113, 114, 121, 125, 212
メランコリー親和性性格　209

も
妄想性障害　91
燃え尽き症候群　223
喪の作業（mourning work）　67
森田療法　145

や
薬物反応性　207
やせ願望　19, 20, 25

よ
溶血性連鎖球菌感染症に伴う小児の自己免疫性神経精神障害（PANDAS）　154
抑うつ気分　114, 119

ら
ライフサイクル　2, 3, 12, 13, 16, 96
　　〜と認知症　96
ライフサイクルの木　12
ライフサイクルモデル　3, 4
ライフサイクル論　2
卵巣がん　190
卵胞刺激ホルモン（FSH）　176

り
離婚　10, 11

れ
レビー小体型認知症（DLB）　94
レム睡眠行動障害　95
恋愛結婚志向　9

ろ
老人斑　93
老年期うつ病　90
老年症候群，老年病　86

わ
ワーカホリック（workaholic）　221
ワークライフバランス　219, 222
若さの喪失　86
悪い知らせ　187, 188
ワンクエスチョンインタビュー　196

〈欧文〉
Behavioral inhibition（BI）　143
Binswanger 病　94
CES-D（Center for Epidemiologic Studies Depression Scale）　119
CYP（cytochrome P450）　212
DEWKS　12
Dignity Therapy　193
DINKS　12
Hospital Anxiety And Depression Scale（HADS）　196
NaSSA　105
QOL disease　109
Refeeding 症候群　28, 29
Reproductive Health & Rights　48
SDS（Self-rating Depression Scale）　119
SNRI　62, 82, 91, 105, 141, 183, 194
social network crises　132
SSRI　42, 62, 82, 91, 105, 141, 145, 158, 170, 183, 193, 212

女性医療とメンタルケア

久保田俊郎・松島英介 ［編］

2012年10月1日第1版第1刷発行

発行人　山田禎一
発行所　社会福祉法人新樹会 創造出版
　　　　〒151-0053　東京都渋谷区代々木1-37-4 長谷川ビル2F
　　　　電話 03-3299-7335／FAX03-3299-7330
印刷所　モリモト印刷

乱丁・落丁本はお取り替えいたします。